脳から始める こころの理解

その時、脳では何が起きているのか

安部博史・野中博意・古川 聡
著

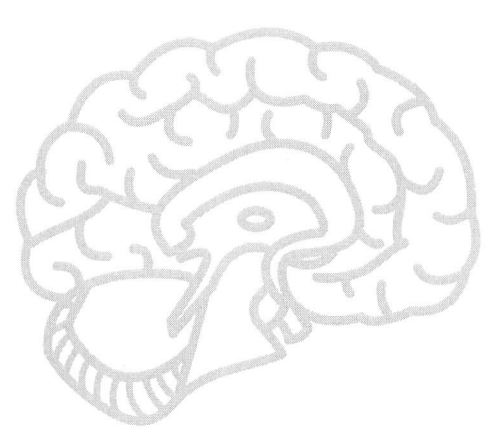

福村出版

[JCOPY]〈出版者著作権管理機構　委託出版物〉
本書の無断複写は著作権法上での例外を除き禁じられています。複写される場合は，そのつど事前に，出版者著作権管理機構（電話 03-5244-5088，FAX 03-5244-5089, e-mail: info@jcopy.or.jp）の許諾を得てください。

はじめに

　本書は，安部博史，野中博意，そして古川聡の 3 名による共同執筆である。いずれも筑波大学大学院で生理心理学を学びながら動物実験を行ってきた仲間である。心理臨床との関連で脳研究の現状を紹介するような読みやすい本をつくろうという企画をもとに，それぞれが興味をもっている話題を出し合い，15 個に絞り，内容的な関連性からそれを 5 つの章に構成した。あらかじめ脳の理解に不可欠な章を体系的に考えてから構成したものではないことから，脳研究のほんの一部しか扱っていないこと，内容的な偏りがあることは事実である。さらに，必ずしも脳研究の最前線を紹介しようとしたものでもない。臨床心理士からすると，担当したクライエントが抱えている問題の背景にある脳の活動の様子を知りたい，診断の結果として考えられる病気の原因が何かを知りたいということがあるだろう。あるいはこころに関心をもっている方が，こころのありどころである脳は何をしているのだろうかと疑問に思うこともあるだろう。そのような疑問に答えようというのが執筆の趣旨であることから，本書のタイトルは『脳から始めるこころの理解——その時，脳では何が起きているのか』となった。本文では扱うことのできなかった興味深い話題や，本文を理解するうえで参考となるであろう知識を 15 のトピックとして各章に付け加えてある。

　また，本書の原稿は 3 名で持ち寄って互いにチェックを行ったが，最終的なとりまとめをしたのは古川である。日進月歩，そしてすさまじいスピードで進む脳研究であり，10 ページ程度の節では適切かつ十分に書くことができずに誤解を生む表現もあるかもしれない。忌憚のないご意見等を頂戴できればと考えている。

　本書を読み進めていくことで，脳の偉大さ，脳の不可思議さ，そして脳の意外さも感じていただければ幸いである。さあ，わたしたちと一緒に脳の探検を始めよう。

目次

はじめに（3）

序章　脳を観る・脳を調べる……………………………………………… 7
- 脳を観る　● 私たちの脳　● 脳を調べる

第1章　こころの誕生と脳の形成 …………………………………… 13
- 1　愛情が芽生えた時（14）
  - ● 臭いお父さんは好きですか　● フェロモンの影響　● 人を好きになる時
  - ● 胸はドキドキ，口はカラカラ
  - トピック1　精神分析と脳科学：神経–精神分析学（24）
- 2　お母さんのお腹にいる時（25）
  - ● 脳はいつできるのか　● お母さんのお腹の中のことを覚えていますか
  - ● 妊娠中の母親におけるストレスと子どもの発達
  - トピック2　比べる方法（34）
- 3　「私」を意識する時（35）
  - ● 意識と意識の障害　● 意識を可視化する　● われわれに自由はあるか
  - ● 脳死と臓器移植
  - トピック3　ヒトの脳とコンピュータ（47）

第2章　生きるってすばらしい ……………………………………… 51
- 1　人の顔が顔に見えない時（52）
  - ● 目から脳へ　● 視覚失認　● 相貌失認の特徴　● 相貌失認のメカニズム
  - トピック4　マイクロダイアリシス（60）
- 2　怪談を聞いて怖くなった時（61）
  - ● 怖いと感じる時　● 学習される恐怖　● なぜ怖がろうとするのか
  - トピック5　0.9% NaCl（70）
- 3　他者に共感する時（71）
  - ● 社会的知覚　● 他者の感情を直接感じるミラーニューロン

● 自閉症はミラーニューロンシステムの障害なのか
　　　● オキシトシンは優しい気持ちになれる物質
　トピック6　脳の働きを画像化する (79)

第3章　ことばの世界 ………………………………………………… 85
1　ことばが出てこなくなった時 (86)
　　　● ことばの働き　● ことばの障害　● 失語症とは　● 失語症の病像
　　　● 失語症の脳内メカニズム
　トピック7　有意な差 (95)
2　英語で話しかけられた時 (97)
　　　● 日本語がもつ音韻的特徴の影響　● 音韻を聞き分ける能力の発達
　　　● 脳画像からみた音韻認識　● 脳画像からみた外国語理解
　　　● バイリンガルの脳　● 英語教育を始める時期について
　トピック8　水で中毒 (105)

第4章　日常生活のストレス ………………………………………… 107
1　食べ過ぎてしまった時 (108)
　　　● メタボは食べ物の匂いに反応する　● 空腹の中枢と満腹の中枢
　　　● 摂食行動にはドーパミン作動性神経が関係する
　　　● 摂食行動にはセロトニン系神経も関係する　● 摂食障害の動物モデル
　　　● 摂食調節因子　● なぜ食べ過ぎる行動が起こるのか
　トピック9　実験動物はどのようにして手に入れるか (119)
2　人前に立って緊張した時 (120)
　　　● 緊張と自律神経系　● 社交不安障害に関わる心理的要因
　　　● 社交不安障害の神経生物学的モデル
　トピック10　頭のよさはしわの数？ (128)
3　仕事で疲れ切った時 (128)
　　　● その問題はコントロール可能か，予測できるか
　　　● 社長さんは副社長さんよりもつらい？　● 豊かでストレスフルな都市生活
　　　● うつ病と抗うつ薬
　トピック11　モーツァルト効果 (140)

4　生活リズムが乱れてきた時（141）
　　● 不登校と生活リズムの乱れ　● 夜型人間　● 生物リズム　● 生物時計
　　● 概日リズム睡眠障害

　トピック12　ゲームで頭はよくなりますか（152）

第5章　病んでしまったこころ ……………………………………… 153

1　幻聴が聞こえた時（154）
　　● 幻覚　● 統合失調症の症状　● 統合失調症とドーパミン
　　● 統合失調症のグルタミン酸仮説

　トピック13　頭のよくなる食べ物（165）

2　手足の震えがとまらない時（166）
　　● 正常な震えと病的な震え　● パーキンソン病とは
　　● パーキンソン病の病理と原因　● パーキンソン病の治療

　トピック14　秋は落ち込みます（175）

3　過酷な記憶にさいなまれた時（176）
　　● 嫌な思い出　● 児童虐待とPTSD　● 嫌な記憶を消す治療

　トピック15　脳とこころの関係を大学で学ぶには（185）

引用文献（189）

参考文献（198）

おわりに（200）

索引（202）

序章 脳を観る・脳を調べる

　世の中には「脳」に関する書物があふれている。『脳は脳のことを考えられるのか』といった哲学的なものから，『記憶に強い脳をつくる』というようなチャレンジ精神旺盛の書物まで多種多様である。しかし，脳はからだの中の単なるひとつの臓器というほど単純明快な存在ではない。それは，脳こそがこころのありどころだからである。受精卵にこころがあるかという疑問に対する回答では判断が分かれるものの，新生児にこころがあることに異論はないであろう。受精卵が分割しながら成長とともに脳が徐々に形づくられ，その脳が活動することでこころがつくられる。だからこそ，脳に興味や関心がわいてくる。

● 脳を観る

　誰かすてきな人を見ると心臓がドキドキする，ストレスがたまってくると胃が痛む。このような身体的な変化は自覚できるために原因も容易に把握できる一方で，今，脳がどのように活動し，興奮し，あるいは鎮静しているのかはとらえにくい。場合によっては脳のどこかが病気にかかっても，知らないうちに症状が進行してしまって手に負えない状況に至ることさえある。最近は医用工学のめざましい発展により，超音波やCTスキャンといった古典的な技法に加え，MRI（磁気共鳴断層撮影法）やfMRI（機能的磁気共鳴断層撮影法），PET（陽電子放射断層撮影法），さらにはSPECT（シングルフォトン放射型コンピュータ断層撮影法）やNIRS（近赤外線分光撮影法）といった最新技術によって脳の活動がリアルタイムにわかるようになってきた。もう脳はかつてのように中の様子が見えにくい装置，いわゆるブラックボックスではない。

　さて，これから脳にまつわるさまざまな研究成果を紹介する。それらを理解するためには，やはり脳のどの場所がどのような変化を起こしたかを示す必要

がある。そこで，脳の全体像を視覚的に理解してほしい。ただし，脳は当然ながら立体構造をしており，外から見える場所ならともかく，内部にあって見えにくい場所も重要な働きを担っている。

● 私たちの脳

　その脳を図で示すために，一般的には3通りの方法で切った断面図，すなわち矢状面と水平面と前額面が用いられている。その切り方を表したのが図0-1である。それぞれの図は，われわれヒトの脳を左側やや前方から見たところで，それぞれの図の左が前方で吻側と呼ばれ，右が後方で尾側となる。なお，脊髄などの断面図は横断面と呼ばれている。

　図0-2はヒトの脳の詳細なイラストである。Aは左脳を外から見たところで，図0-1と同じく図の左が吻側，右が尾側になる。Bは脳梁と呼ばれる左右の大脳半球を連絡している神経の束の部分で切断した時の右脳を左から見た矢状面で，やはり左が吻側，右が尾側になる。Cは脳梁の上のあたりで水平に切断した時の水平面を示したもので，上が吻側で下が尾側である。Dは前額面と呼ばれる見方で，額と平行に切断したところを前方から見たものである。

　Aの図をもとに，大脳を5つの領域に大別してみる。中心溝から前方部分全体を前頭葉，さらに前頭葉の前3分の2程度を前頭前野という。霊長類で発達している部位である。中心溝

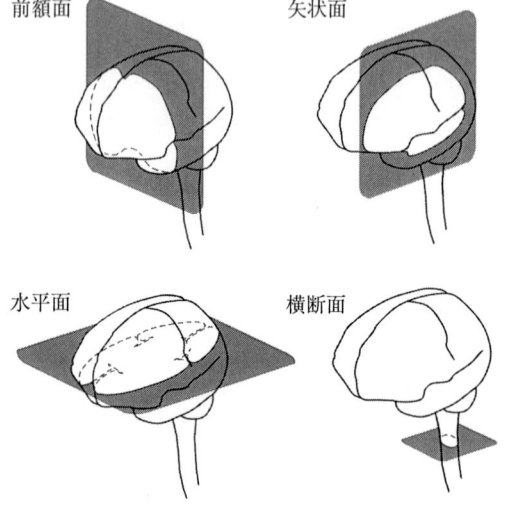

図0-1　脳を図示するときの4つの方法

より後ろの部分が頭頂葉，頭頂葉のさらに後ろが後頭葉である。外側溝（シルヴィウス溝）によって頭頂葉や後頭葉と区分される部分が側頭葉である。

　本書を読み進めていくうちに，この図に示された領域や細かな脳部位の名前が登場してくるだろう。どの場所のことを言っているのかがわからなくなったら，この図0-2に戻って実際の場所を確認してもらえればよい。だから，今は細かで難解な名称を覚える必要はまったくない。

　脳に関する知識が増えても，ともすると第三者の脳の話であって，自分の頭部に鎮座する自分の脳と結びつけて考えるのが難しいという声がある。そこで，まずは自分自身の脳の概略図を簡単に描けるようになってほしい。図0-2のAの略図が自由に頭の中でイメージできれば，「このあたりのことだな」と自分の頭を触りながら本書を読むことができるはずだ。書かれている文章を目で

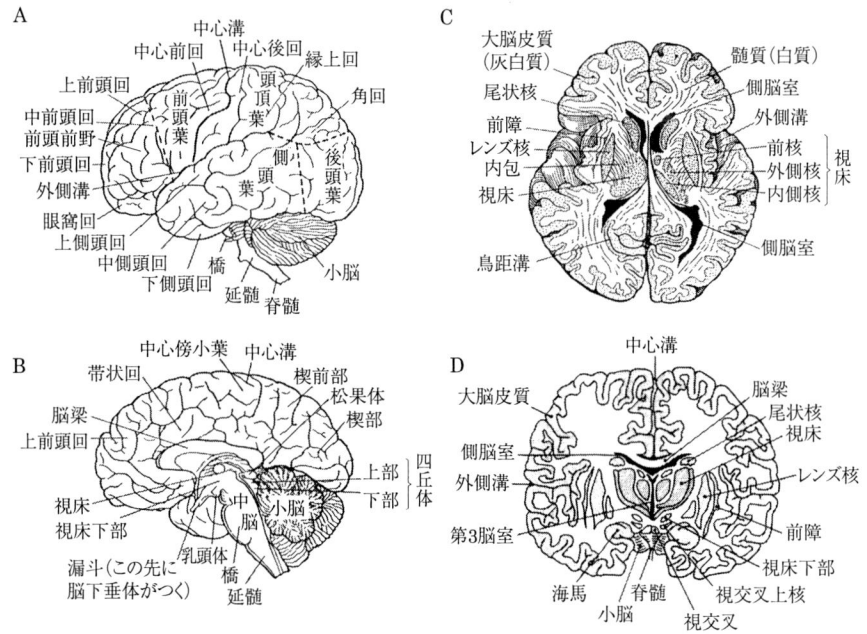

図0-2　ヒトの脳の左脳表面（A），脳梁の部分で切断したときの矢状面で見た右脳（B），水平面（C），および前額面（D）（古川ら，1998を改変）

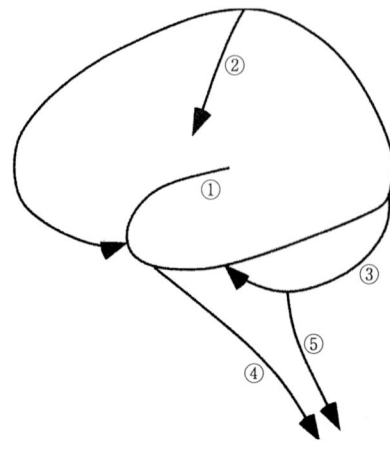

図0-3　脳の概略図の描き方

追うだけよりも理解しやすいし，興味も深まるのではないだろうか。

　描き方のポイントは図0-3を見てほしい。最初にひらがなの「の」を書くように用紙の中央から左下に向かって，横，それからゆるやかな斜めの線①を描くと，これが外側溝である。さらに下までいったら今度は逆の「の」になるように右側に向かい，やや楕円形につぶれた大きな円を描きながら，先ほどの曲がり角あたりまで①の線を伸ばすと，大脳の外周が描けるはずだ。次に，大脳の頂上部分から左下に向かって②の線を描くと中心溝になる。最後に③の線で大脳の下側に小脳を書き足し，脊髄につながる④と⑤の線を加えれば，ほぼ図0-2のAと同じ形の脳が描けたであろう。これが，あなたの左脳を左側から見たところである。

　また，脳部位の名称は意外と読みにくい。「外側」と書いて「そとがわ」ではなく「がいそく」，「上丘」と書いて「うえおか」ではなく「じょうきゅう」と読む。そこで，読みにくい漢字の名称にはルビをふることにした。解剖学の用語も苦労せずに読めるようになったであろう。これで重く敬遠しがちであった脳科学の扉が開かれたにちがいない。

● 脳を調べる

　ヒトを対象とする行動と脳の関連についての研究は難しい。その理由のひとつに，ヒトにおいては文化的要因や生育環境などが個体ごとに大きく異なることや，先天的に備えている行動様式よりも後天的に獲得する行動様式が圧倒的に多く，個体差が大きくなりがちであることがあげられる。すなわち，ある個

体や集団から得られた
データを他の個体や集団
に当てはめることの妥当
性が低くなってしまうの
である。また，ヒトにお
いては，動物のように直
接的に脳を破壊したり薬
物注入をするといった操
作をすることは例外的に
しか許されていない。そ
こで，ヒトにおける脳と
行動の研究は，事故や病
気などで意図せずに脳を
損傷してしまった患者の
行動を調べることを中心
に行われてきた。ある行
動上の障害を脳における

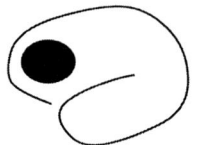

前頭葉損傷：爆発事故で前頭葉を損傷したフィネアス・ゲージは，事故後に人格・情動が変化した。運動能力に大きな変化はなかった。

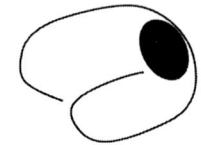

前頭葉後部—後頭葉前部の損傷：視空間の認知が障害される「バリント症候群」が生じる。

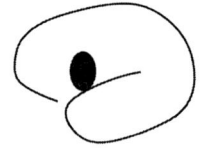

ブローカ領域の損傷：言語を聴いたり，見たりして理解することは可能であるが，話すことに障害がみられる（運動性失語）。

事故や病気によって特定の脳領域が損傷された患者の行動障害を評価することで，特定の行動に関与する脳領域を推測することが可能となる。

図 0-4　脳の特定の領域が損傷したあとに生じる行動上の障害の例

障害の部位や程度と関連づけることにより，その行動に関連した脳領域を明らかにするのである（図 0-4）。しかし，ある特定の脳領域のみが損傷されている患者は例外的であり，またそのような患者がいたとしても研究者の目にとまり研究対象となるには，偶然を含めたいくつものハードルがある。一方で，近年の脳内活動を可視化する脳イメージング法の確立により，特定の心的状態や行動を実行している時の脳領域をリアルタイムで視覚的に把握することが可能になり，脳と行動の科学は飛躍的に進展したのである。

　ところで，脳研究では動物，とりわけラットが用いられ，ラットの脳の一部を損傷したり薬物を投与したりする。では，ラットの脳はどのような形をしているのだろうか。それが図 0-5 と図 0-6 である。ヒトの脳では脊髄の上に脳が乗っている形だが，ラットでは脊髄の先についている。ヒトが二足歩行を

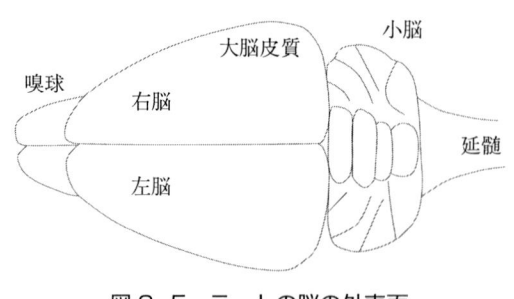

図 0-5 ラットの脳の外表面

成し遂げたことで、脳のつき方が変わったことがわかるだろう。ヒトの脳の表面、いわゆる大脳皮質には数多くの皺がある。皺によって脳の表面積を広くしている。これに対してラットの脳には皺はない。ラットも非常に賢い動物であるが、ヒトに及ばない理由のひとつにこの皺の有無がある。さらに、ラットの脳の前方に大脳皮質より突き出た部分がある。これは嗅球と呼ばれる部位で、文字通り嗅覚を司っている。ヒトにも嗅球と同じ働きをする部分があるが、大脳の下側に小さく付随しているだけである。ヒトでは視覚がもっとも優位な感覚であるのに対して、ラットのような動物では嗅覚が非常に重要な役割を果たすため、このような解剖学的な差となって現れている。

（古川　聡）

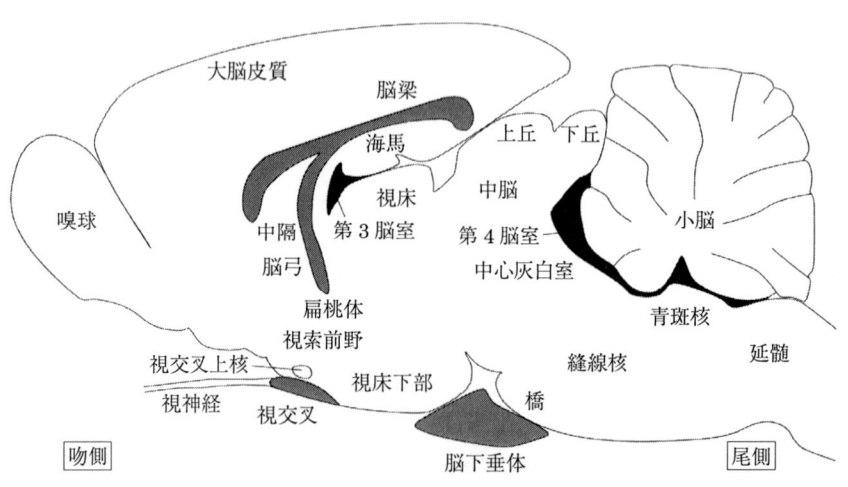

ラットの脳を脳梁部分で左右に切った矢状面を示す。

図 0-6　ラットの脳（Pellegrino et al., 1979 をもとに作成）

第 1 章

こころの誕生と脳の形成

　男女が出会い，恋に落ちて，やがて赤ちゃんを授かる。赤ちゃんは母親の胎内ですくすくと成長する。誕生後はさまざまな人たちに支えられながら，喜んだり，怒ったり，泣いたり，そしてさらには悩んだり，考えたりというように，多様な経験を積み重ねながら成長する。
　本書のはじまりである第 1 章では，どのようなことをきっかけにして人は恋に落ちるのか，そしてその時，脳では何が起こっているのかについて考える。次に，新たな命である胎児における脳の発達について説明する。いつごろ脳ができるのだろうか。私たちは母親の胎内にいた時のことを覚えているのだろうか。
　妊娠中の母親に対する重篤（じゅうとく）なストレスが胎児の発達に悪影響を与え，その子が成長して青年期以降になった時に精神疾患を発症するリスクのひとつとなる可能性が指摘されている。それはどのようなメカニズムによるのであろうか。一方で，生まれてくる前の赤ちゃんに働きかける胎教は，本当に有効なのだろうか。さらに，子どもは成長するにしたがい，やがて思考や行動を生成し実行するこころをもつようになる。それは自我や意識と呼ばれるものであるが，これも脳の働きと考えてよいのだろうか。この章の最後では，こころあるいは意識に挑む脳科学についても概説する。

 愛情が芽生えた時

　「愛情」は種の存続を実現する生物学的に基本的なメカニズムであるだけでなく，人間にとってはそれ以上の意味をもつ。人を愛し，愛されるという経験は，人生の中でもっとも素晴らしい出来事のひとつである。愛する人に裏切られることや失恋することはわれわれのこころに大きなダメージを与え，場合によってはこころやからだの病を引き起こすこともありうる。一方で，病に苦しむ者にとって，家族や友人，医療関係者を中心とする周囲の人間の愛情は大きな支えとなる。

● 臭いお父さんは好きですか

　私たちが他者に魅力を感じる時，相手のどのような側面に惹かれているのであろうか。脊椎動物において子孫を残すための相手を選択する際に，主要組織適合（遺伝子）複合体（MHC）という遺伝子領域が関与している。MHCは，免疫反応に必要なタンパクの遺伝子情報を記録している。免疫反応とは，体内の病原体やがん細胞などを識別し，それを排除するメカニズムで，生命を維持するために重要な役割を担っている。このMHCは個体によって大きく異なる。生命を維持するための基本的なメカニズムであるにもかかわらず，個体差が大きいのは不可思議な感じがするが，多様な反応パターンを各個体がもつことにより，環境の変化に対してその種が全滅してしまうことなく子孫を残すことができる。脊椎動物においては，匂いやフェロモンによって自分とは異なるMHCをもつ個体を相手に選択して子孫を残すことで，MHCの多様性を維持している（Havlicek & Roberts, 2009）。

　「ヒト」は「人間」のことをさす生物学上の日本語名で，動物の生物学的な側面に注目して記述する場合には「ヒト」「ネコ」「サル」「ウサギ」などカタ

カナで表記するのが慣例となっている。このような動物としてのヒトも，自分のMHCとは異なるパターンのMHCをもつ相手を，ニオイを介して識別し，好ましいと感じる傾向にあるらしい。1970年代に行われたマウスの実験をヒントに，ベデキントらは女性グループに同年代の男性の体臭の好き嫌いを評価させた（Wedekind et al., 1995）。体臭の呈示には男性が2晩連続して着用したTシャツを使用し，着ていた男性の容姿などの視覚的な情報は与えなかった。すると，経口避妊薬を服用していなかった女性は，自分のMHCとは異なるMHCをもつ男性のニオイをより好ましいと感じ，さらにそのニオイが現在交際している男性や以前交際していた男性を思い起こさせると回答した。一方，経口避妊薬を服用していた女性は，自分のMHCと類似している男性のニオイをより好ましいと感じた。言うまでもなく，きょうだいや親子においては遺伝的パターンが類似しており，MHCのパターンも類似している。経口避妊薬は，生理学的に妊娠した状態と同様の体内環境をもたらす。ひとたび妊娠してしまえば，未知の新しい男性よりも育児を手伝ってくれる可能性が高い親族の男性が，より好ましいと感じられるのではないかと考察された。

　一方，われわれが異性に魅力を感じる時に，その顔貌の好き嫌いが大きな影響を与えることに疑いはないが，MHCのパターンは顔貌そのものから推測できるのだろうか。ロバーツらは，ベデキントらの実験とほぼ同様の手続きであるが，ニオイの代わりに顔写真を用いた実験を行った。すると，ベテキントらのニオイの実験結果とは反対で，好ましいと感じる顔貌の持ち主のMHCは自分のMHCと類似していた（Roberts et al., 2005）。また，すでにカップルとなっている2人のMHCを調べた複数の研究をまとめると，相手の選択にMHCが関与しているか否かについては一貫した結果は得られていない（Havilicek & Roberts, 2009）。ヒトの場合，その他の脊椎動物とは異なり，伴侶の選択はニオイや見た目だけといった単純な要因ではなく，さまざまな要因が関係してくるはずだ。そのため異なるMHCをもつ相手を伴侶に選ぶという脊椎動物における法則が，ヒトにおいて必ずしも成り立たないのは当然であろう。

● フェロモンの影響

　フェロモンとは動物の体から発せられ、他の個体の行動や生理に影響を与える化学物質のことである。フェロモンは鋤鼻系（じょび）と呼ばれる鼻腔内の感覚器官で検出されると考えられている。しかしながら、ヒトにおいては鋤鼻系が存在しないか、あったとしても機能していないと予想されており、嗅覚系で検出することもできるようである。

　フェロモンは齧歯類の性関連行動に密接に関与することがよく知られている。たとえば、雌マウスを集団で飼育していると発情周期が遅れ、いずれとまってしまう（リー・ブート効果）。そのような雌マウスたちに対し、雄マウスか雄マウスの尿を呈示すると発情周期が同期して回復する（ウィッテン効果）。また、幼若な雌マウスが雄マウスの尿のニオイを嗅ぐと性成熟が早まる（ヴァンデンバーグ効果）。さらに、妊娠したばかりの雌マウスが、交尾した相手以外の雄マウスに出会ったときに、高い確率で流産してしまうというブルース効果などがフェロモンの作用と考えられている。これらは一見非合理的な仕組みのようにも思われる。しかし、リー・ブート効果、ウィッテン効果、ヴァンデンバーグ効果などの仕組みのおかげで、結果的に無駄なエネルギーを使わず、さりとて他個体に遅れをとることもなく、場合によっては他者を出し抜いて自分の子孫を残すことができる。また、ブルース効果では、縄張りを奪われた弱い父親よりも、縄張りを奪った強い父親の子どもを宿すことができ、種全体としては、結果的により強い個体を子孫として残すことができるのである。

　フェロモンによって、個体の遺伝情報や健康状態だけでなく、社会的な立場に関連する手がかりさえも他個体に伝達される。たとえば、雌のマウスは、社会的に立場が低い雄マウスよりも、立場が優位な雄マウスのニオイを好んで嗅ぐことが知られている。優位な雄マウスのフェロモンの記憶がどこかに蓄えられ、そのような選好をもたらすものと予想されていた。

　マクらは、優位な雄のフェロモンが雌マウスの脳内で新たな神経を発生させ、優位な雄マウスのフェロモンに対する選好の神経生物学的な基盤となっている

可能性を指摘した（DiRocco & Xia, 2007；Mak et al., 2007）。彼らはまず，雄マウスが生活していた汚れた寝床のニオイを雌マウスに嗅がせた。すると，脳室下領域（SVZ）と海馬の歯状回において，新たなニューロンが誕生することが明らかになった。去勢された雄ラットの寝床のニオイや，ココナッツやアーモンドのニオイではそのような細胞新生は生じなかったことから，雄マウスから発せられるフェロモンが神経新生を生じさせると考えられた。さらに興味深いことに，このような雌マウスの脳における神経新生は，社会的に優位な雄マウスのフェロモンによって生じるが，下位の雄マウスのフェロモンでは生じないことがわかった。これにより，雌マウスは下位の雄よりも上位の雄マウスに接近する機会が多くなり，結果的に強い子孫を残して種族の存続に益すると予想される。

● 人を好きになる時

再びヒトの場合を考えてみよう。恋に落ちる相手や経緯は人それぞれである。しかしながら，そこには時代や文化を超えた人類普遍の仕組みが存在しており，特定の生理学的，心理学的，さらには行動学的な特徴がみられる。

恋愛は，まず，特定の他者を特別であるとみなすことから始まる。次に，その特別な人に多くの注意が向けられるようになり，その人の長所を過大に評価する一方，短所を見落としたり過小に評価したりする。恋愛がうまくいっている時は活力がみなぎり充実感を感じ，うまくいかないと気分が動揺する。また，好きな人に対し性的な欲求が高まるとともに，相手を独占し自分だけのものにしたくなる。

その時，脳では何が起こっているのであろうか。

その前にまず，神経系の構成についてごく簡単に説明しておこう。脳を含む神経系は，神経解剖学によって詳細に名づけられてきた。まず，神経系は大別すると，中枢神経系と末梢神経系に分けられる（図1-1）。「脳」は「脊髄」とともに中枢神経系に分類される。また，中枢神経系の脳から終脳と小脳を除い

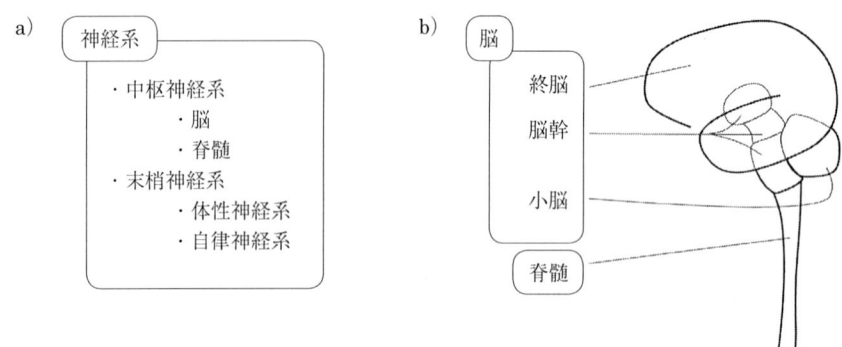

図1-1 a) 神経系の主な区分とその構成，および
b) ヒトの中枢神経系を左側から見たところ

たものは，脳を支える幹のような構造をしており，「脳幹」と呼ばれる。脳幹には，視床，視床下部，中脳蓋，被蓋，橋，延髄などが含まれ，生命の維持にとってきわめて重要な役割を調整する（第1章3の中の「脳死と臓器移植」の項を参照）。

この脳が，恋愛に夢中になっている時にどのような活動をしているのかをフィッシャーらは脳イメージング法のひとつである機能的磁気共鳴断層撮影法（fMRI）を用いて検討した（Fisher et al., 2006）。最愛の人の写真を見せた時と，好きでも嫌いでもない中立な知人の写真を見せた時に活動した脳領域を比較したところ，最愛の人に特異的に反応した脳領域は，脳幹では右側の腹側被蓋野と右側の尾状核の後背側部であった。尾状核は報酬の検出や予期，さらには活動を準備するための感覚入力を統合することに関与する領域である。一方，腹側被蓋野は，後述するような脳内報酬系を構成する領域のひとつとしてよく知られている。

ヒトを含む動物は，本能的な行動だけでなく，経験により新しい行動を獲得する。そのような行動が獲得される過程の多くはオペラント条件づけである。オペラント条件づけでは，まず環境内にある刺激が出現する。生体がその刺激に対して特定の行動を自発的に行い，それによって報酬が得られると，それ以降，同じような刺激が呈示されると同様の行動が出現する頻度が増加する。こ

の特定の行動をオペラント行動と呼ぶ。日常生活において，報酬は水や食物であり，ヒトの場合は社会的賞賛や金銭も含む。

このような行動と報酬の関係に関与する脳内の領域とその働きは，オールズとミルナーらが1954年に発見した自己刺激と呼ばれる現象をきっかけに研究が進展した（Olds & Milner, 1954）。彼らは，ラットの特定の脳領域に電極を刺し，実験箱内の壁に設置されたレバーを押せば，電極から微弱な電気刺激が与えられるようにしておくと，自らレバー押しを繰り返すようになることを発見した（図1-2）。図1-2のa）は，脳内の内側前脳束と呼ばれる領域に微小電極を埋め込まれたラットが，実験箱の中でレバーを押す様子である。図b）は内側前脳束を構成する2つの主要な神経連絡（A9およびA10）を示している。この現象は，脳内の特定の領域の電気刺激が餌や水などと同じような報酬としての働きをもつことを示唆している。むしろ，餌や水などの報酬としての機能を脳内で実現しているのが，これらの脳領域の活動であるといってもよい。その後，このような自己刺激行動が生じる脳の領域は，内側前脳束と呼ばれる神経線維の束が通過する領域であることが明らかにされた。とくに，この内側前脳束を構成する腹側被蓋野のA10と呼ばれるドーパミン作動性神経群から側坐

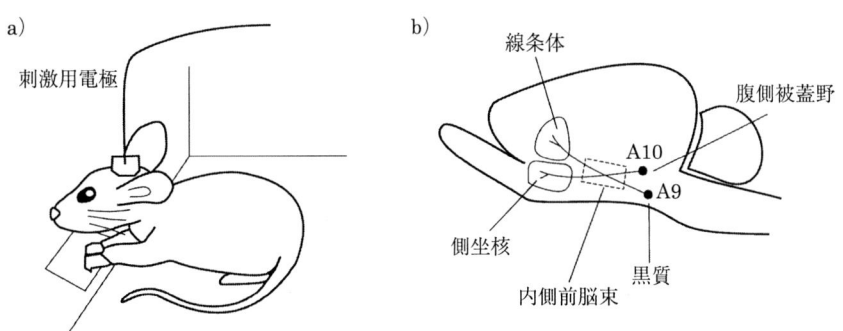

a) 内側前脳束に微小電極を埋め込まれたラットが実験箱の中でレバーを押す様子。
b) ラットの脳を左側から見た図（矢状面）。黒質から線条体（A9），腹側被蓋野から側坐核（A10）への神経連絡が内側前脳束を構成している。

図1-2　ラットの自己刺激行動

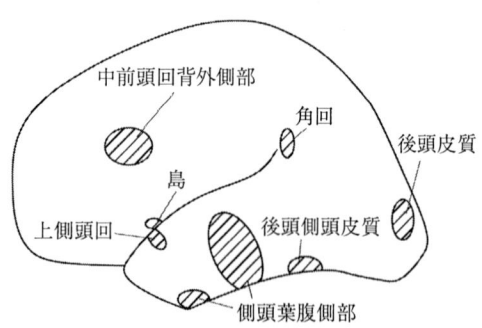

図1-3　情熱的な愛に関連して賦活する脳領域
（Ortigue et al., 2010 をもとに作成）

核へ入力するルートは脳内報酬系として知られており，オペラント条件づけのみならず，性的快感や薬物依存との関係も深い。他者に強く惹かれるという恋愛において，脳内報酬系の関与を指摘したフィッシャーらの実験は納得できるものである。

ヒトにおける愛の感情は情熱的な恋愛だけにとどまらない。親子の愛情やボランティアをはじめとする博愛の精神など，さまざまな愛の形がある。しかしながら，動物を用いた実験ではそのような精神現象を扱うことができないことや，ヒトにおいてもそれらの定義がきわめて難しく実験的な研究の対象とすることが遅れている。一方で，少しずつ研究が行われるようになってきているのも事実である。オルティーグらは，fMRIを用いた複数の研究を吟味し，情熱的な愛に関連する脳内ネットワーク（図1-3）が，そのほかの愛，たとえば母性愛や人助けの時に抱く愛に関連するネットワークと共通する部分がある一方で，それぞれ独立した部分があることも明らかにした（Ortigue et al., 2010）。今後このような，さまざまな形の愛情と脳の関係について検討が行われていくことであろう。

● 胸はドキドキ，口はカラカラ

好きな人のことを考えると，胸はドキドキして，口はカラカラになる。夜も眠れないし，食べ物も喉を通らない。恋のような精神的な活動が，どのようにからだに影響を及ぼすのであろうか。これには交感神経系の活動が関係している。交感神経系と副交感神経系は，時には協調しながら，またある時には綱引きのように拮抗しながら活動する。これら2つの神経系は私たちが意識せず

とも勝手に活動したり休んだりする，すなわち自律していることから，自律神経系と呼ばれる（図1-4）。交感神経系が副交感神経系よりも強く活動すると，心拍は上昇し，唾液腺からの分泌は減少し，胃や腸の働きが抑制される。交感神経系の活動が副交感神経の活動よりも優位になるという言い方をすることもある。その結果，胸がドキドキし，口はカラカラになり，何も喉を通らない状態になるのである。このような交感神経系の賦活は，恋をしている時だけではなく，一般に強烈な情動体験をしている時に生じることがわかっている。ひとつの例として，恐怖を感じた時をあげることができる。一見するとまったく異なる情動体験である恋と恐怖が，同じように交感神経系の賦活を生じさせる

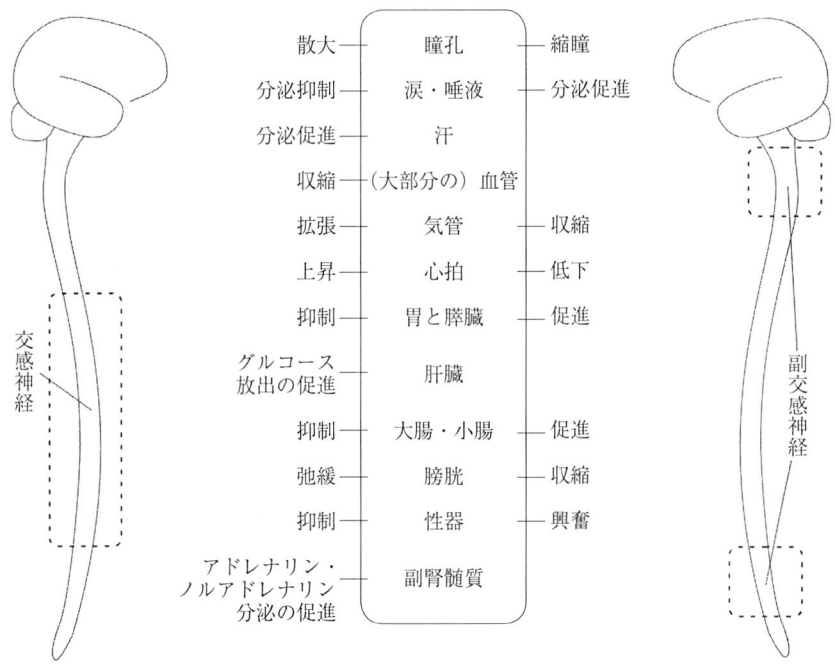

自律神経系は各器官に直接神経線維を伸ばしているわけではない。交感神経からの支配の多くは交感神経節鎖を経由し，交感神経の一部の支配と副交感神経からの支配は神経節を経由する。

図1-4　自律神経系が支配する器官とその作用

というのは意外に感じるかもしれないが，自分がお化け屋敷に行った時のことを思い出せばすぐに気づくことができるであろう。もし身体に生じる変化が類似しているのであれば，われわれは恋と恐怖を取り違えてしまうこともあるのではないだろうか。結論からいえば，それは容易に起こりうる。

シャクターの情動二要因論によれば，私たちの情動経験は，内的覚醒水準が高いレベルにあることとそれがなぜ生じたのかに関する原因帰属の2つの要因によって決定される（Schachter & Singer, 1962）。いいかえれば，自分の感じているドキドキ感が何によって生じたと考えるかによって情動経験が決まるのである（図1-5）。

シャクターは表1-1のような実験を行った。なお，説明を簡略にするため実験の一部のみを取り上げる。

その結果，情報なし群では，情報あり群や生理食塩水を投与された統制条件

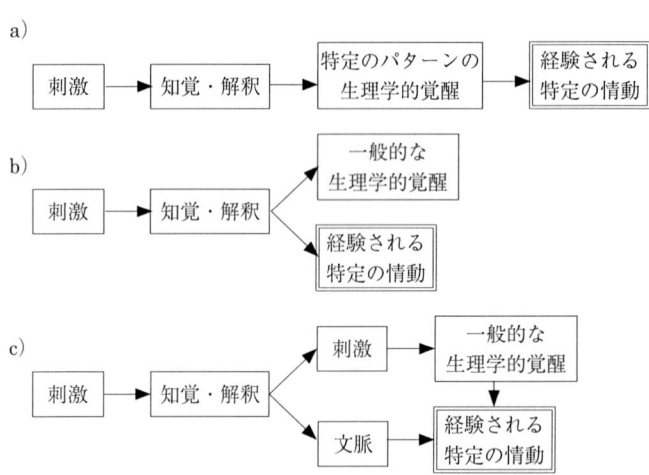

a) ジェームズ・ランゲ説（末梢起源説）と呼ばれ，刺激の知覚と解釈が特定の生理学的覚醒をもたらし，その覚醒に対応する情動経験を生じさせる。
b) キャノン・バード説（中枢起源説）と呼ばれ，刺激の知覚と解釈は，一般的な生理学的覚醒と同時に情動経験を生じさせる。
c) シャクター・シンガー説（情動二要因論）と呼ばれる。詳細は本文参照。

図1-5　情動経験が生じるメカニズムに関する3つの仮説

表1-1 シャクターが行った実験の概要

①本来の実験目的を伝えず,「ビタミン剤の効果についての研究」という名目で実験協力者を集める。
②興奮作用のあるアドレナリン（実験条件）または興奮作用のない生理食塩水（比較のための統制条件）を注射する。
③アドレナリンを注射された実験協力者は，さらに次の2つの条件群に割り当てられる。
　情報あり群：注射した薬の副作用で，心拍が増加したり震えが出現したりすると伝えられる群。
　情報なし群：何も情報を与えられない群。
④実験協力者は，研究者の指示により陽気または怒り心頭に振る舞う実験補助者（サクラ）と20分間2人だけにされる。
⑤実験協力者の様子を観察し，彼らの気分と身体的状態を評価する。

よりも，陽気な人と一緒にいると幸福感が上昇し，怒った人と一緒にいると幸福感が下降していた。情報なし群と情報あり群では投与された薬（アドレナリン）は同じであり，身体的には同じ興奮状態にある。情報あり群においては，薬物によって引き起こされた生理的な興奮状態を，投与された薬によるものと正しく認知することができるため，内的変化の説明を周囲の状況に求めることは少なくなる。また，そのような手がかりがない情報なし群であれば，周囲の状況，つまり隣にいる人の様子から自分が幸せな状況に置かれているのか不幸な状況に置かれているのかが認知され，幸福もしくは不幸という正反対の情動が経験されるのである。これは，内的状態の原因の帰属を誤っているのであるから，帰属錯誤ということもできる。

　このような帰属錯誤は恋愛においても起こりうる。本来はお化け屋敷やジェットコースターで生じた興奮を，隣にいる人に対する興奮であると錯誤してしまうのである。実験的検討としては，ダットンらが行った吊り橋実験が有名である。彼らは，不安定な吊り橋を渡ってきたばかりで心臓がドキドキしている男性の実験協力者は，恐怖を生じさせない普通の橋を渡ってきただけで心臓がドキドキしていない実験協力者よりも，橋を渡り終わった後にことばを交わした女性研究者に対し好意を抱きやすく，その後連絡を取ってくる割合が高

いことを明らかにした（Dutton & Aron, 1974）。また，攻撃的な感情が生じている時に，ヌード写真のような性的に興奮を生じさせるものを呈示すると，攻撃的行動が増強されることも知られている（Donnerstein et al., 1975）。性的に喚起された興奮が攻撃的感情に誤って原因帰属されてしまうことにより生じると考えられる。

（安部博史）

トピック1

精神分析と脳科学：神経−精神分析学

　臨床心理学やフロイトの精神分析学などを学んだ者であれば誰でも，「それでは，そういったこころの働きや障害，さらには心理療法の効果などはどのように脳科学で説明されているのだろうか」と疑問をもつであろう。たとえば，大脳辺縁系や視床下部は動物としての原始的な欲求の発現に関与し，個体および種族の維持を可能にしている一方で，大脳皮質は長期的な視点に立ち，よりよく生存していくために合理的な判断を行ったり欲求を抑制したりする，といった生物学的な説明は，ちょうど精神力動論におけるイドとエゴ（またはスーパーエゴ）の関係を想像させる。精神の働きは脳の働きであると考えれば両者の間に何らかの対応があるのは当然のように思われる。神経−精神分析学と呼ばれる分野では，精神分析と脳科学がどの程度お互いを説明できるかについて研究する。いつの日か精神分析における夢判断の妥当性が脳科学によって実証される時がくるかもしれない。

（安部博史）

2 お母さんのお腹にいる時

　オーストリア出身の精神分析学者であるフロイトは，幼少期の体験がその後の人格形成に大きな影響を与えるだけでなく，青年期以降に突如出現する神経症などの原因となりうることを主張した。現在，乳幼児における健全な愛着の形成や幼児期におけるストレス耐性の獲得が，その後の健全な人格形成にきわめて重要であることが明らかにされている。また近年の神経科学的な研究成果は，育児中や妊娠中の母親におけるストレスが胎児の神経系や内分泌系の発達に影響を与え，青年期以降の人格や精神疾患発症のリスクと関連することも明らかにしている。

● 脳はいつできるのか

　脳と脊髄からなる中枢神経系は，ニューロンとグリア細胞の2種類の細胞でつくられている。ニューロンは神経細胞のことで，多くの側枝（そくし）を伸ばして活動電位を発生させながら情報伝達を行っている。グリア細胞は，神経膠細胞（こう）とも呼ばれ，ニューロンを支えて脳の構造を強固にする働きなどをもっている。脳に140億個，からだ全体では60兆個あるといわれている細胞も，もとは1個の受精卵であった。それが分裂して脳を含むからだの複雑な形と機能をつくり上げた。受精卵が細胞分裂（卵割ということもある）を繰り返して，からだや神経組織をつくり上げていく過程を説明する。

　男女が性交し，男性の精子が女性の腟内に射精される。射精された精子は腟から子宮，卵管へと進んでいき，卵（らん）に到達する。卵表面の膜と反応して精子が卵の中に進入することが受精である（図1-6）。受精が生じたとたん，すぐに受精卵は細胞分裂を始める。ひとつの受精卵が分裂して，まもなく2個の細胞になる。そして，この2個の細胞がそれぞれ分裂し4個，そのまた4個が

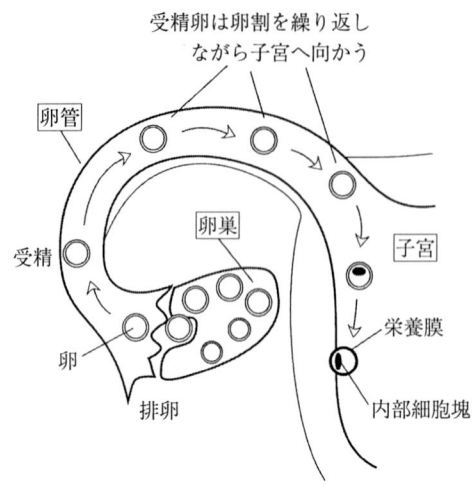

受精卵は卵割を繰り返しながら子宮内に着床する。

図1-6 卵が卵巣から排卵され、受精を経て子宮内で着床する過程

分裂し8個と圧倒的な速度で分裂していく。最初は一見違いのなかった細胞は、数が増えるにつれ互いに異なるものになっていく。これを分化と呼ぶ。最初の分化は、栄養膜を構成する細胞とその膜に守られるように囲まれている内部細胞塊である。今話題のES細胞はこの内部細胞塊からつくられる。ヒトを形成する細胞であるから、うまく操作すればヒトに必要な細胞、組織、器官を意図的につくり出せる。しかし、いずれはひとりの人間になったかもしれず、その研究や実用化については慎重に議論する必要がある。この時にはすでに受精から5、6日が経過しており、すでに子宮に着床している。この内部細胞塊がヒトのからだのさまざまな器官に分化していく。性交から1週間も経たないうちに、ヒトのからだのもとになる塊が女性の子宮に着床しているのである。

受精から3週間程度経つと、3つの胚葉、すなわち外胚葉、中胚葉、内胚葉が形成される。なぜこの3つの胚葉に分化することが重要かというと、それぞれの胚葉が異なる器官を形成していくからである。神経系は外胚葉がさらに分化していくことでつくられていく。また、3つの胚葉をもとに、その後5週間にわたり主要な器官が確立されていくため、正常な発生を達成するのに非常に重要な時期である（図1-7）。この時期に、アルコール、たばこ、睡眠薬のような一部の医薬品などを母体が摂取したり、大きなストレスにさらされたりすると、構造的な先天異常をもたらしてしまう可能性が高くなる。とくにこの時期は、母親も妊娠を自覚していない可能性が高いことから、細心の注意が必

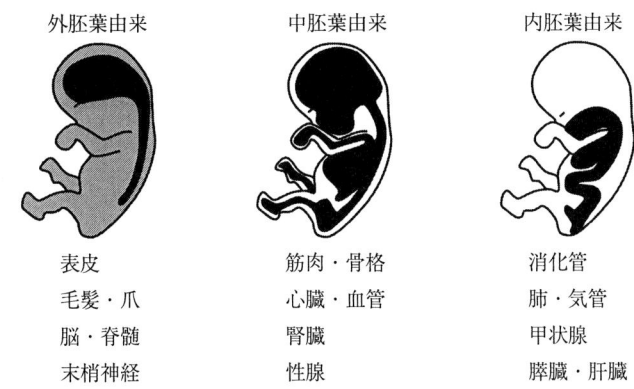

図1-7 外胚葉，中胚葉，内胚葉の3つの胚葉から形成される器官

要である。受精から8週間は胎生期と呼ばれ，この期間に大人にみられる構造の90％以上を備える。そしてそれ以降は，出生まで続く胎児期と呼ばれる期間に入る。

　脳は出生後も成長を続ける。それは環境の変化によって影響を受けることを意味する。とくに12歳ぐらいまでの脳の発達は著しい。そのため，大人からみると目を見張るような成長がみられるし，一方この時期に虐待が行われたりシンナーや大麻などの薬物を摂取したりすれば，取り返しのつかない大きなダメージを脳に与えてしまうことにもつながる。

● お母さんのお腹の中のことを覚えていますか

　上記のような受精から誕生までの経過を知れば，「自分には受精前の卵だった記憶がある」とか「内部細胞塊だった頃の記憶がある」と言い出す人はいないであろう。記憶は脳に蓄えられると考えれば，脳が発生していなければ記憶も蓄えておくことはできないはずである。

　さらに，記憶をすることよりも前に，私たちはまず対象を知覚しなくてはならない。何かを見るためには視覚系が，何かを聴くためには聴覚系が，それぞ

れ発生していなければならない。また，たとえ視覚系が十分に発達していたとしても，胎内では明暗の違い程度ぐらいしかわからないであろう。「お母さんのおへその穴から外が見えた」などの記憶は虚偽記憶であると断定できる。一方，聴覚系においては，受精から20週までに聴覚器官が大人の大きさに達しており，幅広い音に反応することが可能である。さらに28週までには低音と高音を区別できるようになる（Hepper & Shahidullah, 1994）と考えられており，母親の鼓動や外界の両親の声などを区別して聴くことは可能かもしれない。言語の理解は無理であろうから，両親の話している内容を覚えているとは到底考えられない。しかしながら，意味の把握といった高次の認知処理を必要としない母親の心拍リズムのような対象ではどうだろうか。そのような記憶が出生前に刻み込まれる可能性はあるのだろうか。

　ここで学習と記憶にかかわる脳内の領域について簡単に説明しよう。一般に，学習とは，繰り返すことによりある行動を獲得する過程であり，学習したことを保持し必要に応じてそれを想起する記憶とは区別することができる。しかしながら，学習と記憶の境目を厳密に分けることができない場合も多く，学習・記憶というように一緒に論じられる場合も多い。日常会話において学習や記憶ということばを使用する時には，縄跳びが上手に跳べるようになること，自転車が乗れるようになること，英単語の意味を覚えること，歴史的出来事と年号の結びつきを暗記すること，あるいは昨日の夕食に何を食べたかを思い出すことをさす。これらは全て学習・記憶ではあるものの，それぞれの学習・記憶にかかわる脳領域はさまざまに異なっていることが明らかにされている（図1-8）。

　記憶の分類法のひとつとして，記憶内容が保持される時間に注目し，短期記憶と長期記憶という2つの記憶に分類する方法がある。さらに長期記憶は保持される内容の観点から，宣言記憶と非宣言記憶に分けられる。ことばにして表現することができる記憶と，ことばにできない記憶という意味である。宣言記憶には，昨日の昼食はA食堂でBさんとC定食を食べたなどの出来事に関するエピソード記憶と，A食堂はいつ行っても安くて美味しいが座席が少ない店である，C定食の内容はいつも変わることなく，ごはん，味噌汁，漬け物と

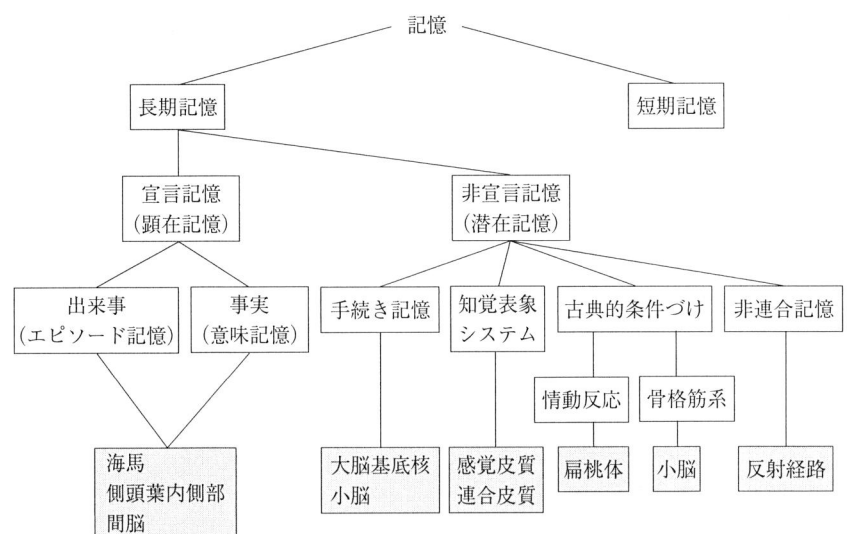

図1-8 記憶の分類と中心的な役割を果たす脳内領域（Squire, 2007を改変）

海老フライ2本であるといったような意味記憶が含まれる。

　この宣言記憶を担う脳領域が海馬，側頭葉内側部や間脳であることが明らかにされている。たとえば，側頭葉内側部に損傷をもつ記憶障害の患者は，自転車の乗り方やタッチタイピングなど，後述するようなさまざまな技能にかかわる手続き記憶は習得可能であるが，昨日その技能を学習したというようなエピソードを覚えることができない。そのため本人ははじめて手にすると信じている道具を，意外にも巧みに操ることができるために自分でも驚いてしまうということが生じる。一方，非宣言記憶には，手続き記憶，知覚表象システム，情動反応に関する古典的条件づけ，骨格筋系を使用する古典的条件づけ，非連合記憶が含まれる。自転車に乗ることやタッチタイピングの学習などは手続き記憶であり，大脳基底核や小脳が重要な役割を果たす。たとえば，大脳基底核に含まれる黒質―線条体経路に病変をもつパーキンソン病患者の中には，前述したような側頭葉内側部損傷患者とは逆の症状を示すものがいる。つまり，何度も練習しているということは覚えているが，いっこうに技能は上達しないのである。

このように，それぞれの学習・記憶が成立するためには，それに対応する脳領域がある程度完成していなくてはならない。逆に言えば，そのような脳領域が形成されていることがわかれば，学習・記憶が成立する可能性がある。胎児期には多くの器官がすでに完成されていることは前述したとおりである。羊水の中からこの世の中に出生した赤ちゃんが肺を使って呼吸を始めるのと同じように，学習・記憶の能力が突然発揮されるとは考えづらい。新生児期に示す学習・記憶の能力から推測するに，胎児期にも同様の機能がすでに備わっていると考えるほうが妥当に思われる。

そこで，胎児において古典的条件づけが成立するか否かに関する検討が1930年代頃より始められるようになった。スペルトは，母親のお腹に与える振動を条件刺激（CS），大きな音を無条件刺激（US）とする条件づけを行った。母胎の外からであっても，大きな音が胎児に無条件反応（UR）である体動を生じさせることを利用した条件づけである。図1-9に示すように，胎児にとって母親のお腹への振動は中性刺激であり，それによって体動を生じることはない。しかし，①母体の外側からであっても大きな音（US）を与えると，胎児に体動（UR）が生じる。②母親のお腹への振動（中性刺激）と大きな音（US）の対呈示を行うと，③古典的条件づけが成立し，母親のお腹への振動（CS）が体動（CR）を生じさせるようになる。スペルトは，このような手続き

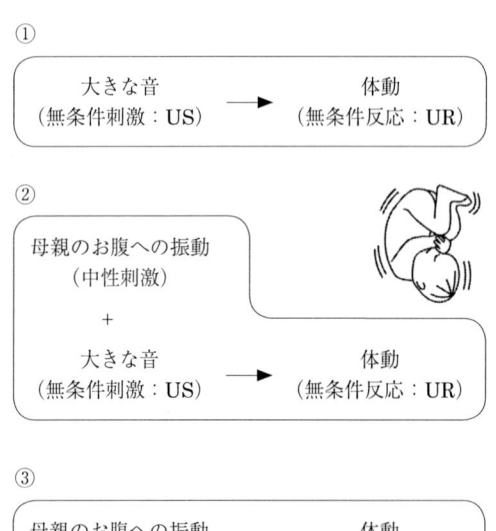

図1-9　母体内の胎児を対象とした古典的条件づけ

を用いて出生を2カ月後に控えた胎児において，15回から20回のCSとUSの対呈示を行うとCSの単独呈示によって体動（CR）が出現し，古典的条件づけにおいて一般的に生じる消去や自発的回復なども観測されたと報告している（Spelt, 1948）。またヘッパーらは，CSに純音，USに音と振動を組み合わせた刺激を用い，妊娠32週から39週までの胎児を対象にスペルトらの実験を追試した。その結果，およそ半数の胎児が10〜20回のCSとUSの対呈示により，CSに対しCRを示すようになったと報告し，母体内の胎児において古典的条件づけが成立すると主張している（Hepper, 1996）。しかしながら研究報告の数はきわめて少なく，結論を得るには今後の知見の蓄積を待つ必要がある。

　一方，古典的条件づけよりも単純な脳内メカニズムに依存していると考えられている馴化（じゅんか）という現象を用いた報告もある。馴化とは慣れのことで，同じ刺激に繰り返しさらされていると，その刺激に対する反応が減衰する現象である（第3章2の中の「音韻を聞き分ける能力の発達」の項を参照）。胎児の体動を指標とした検討では，妊娠36週の胎児が250Hzの純音に対し馴化を示し，その後500Hzの純音を複数回呈示すると250Hzの純音に再び反応するようになる脱馴化（だつじゅんか）がみられたことが報告されている（Hepper & Shahidullah, 1992）。さらにこのような馴化が妊娠28週齢の胎児においても生じることが報告されており，胎児期の正常な馴化の出現は正常な神経系の発達と関連しており，出生後の乳児の正常な発達を予測する指標として利用できる可能性が提案されている（Madison et al., 1986）。

　妊娠中の母親がよく見ていたTV番組のテーマ曲に対し，生まれてきた子どもが特異的な反応を示すか否かを調べた研究がある。週に1回放送される"Neighbors（ご近所さん）"というファミリードラマを妊娠中によく見ていた母親から誕生した生後2〜4日齢の新生児にその番組のテーマ曲を聴かせると，警戒し動きを止め心拍数を減少させるという定位（てい）反応のようなものが観察された。一方，その番組を見ていなかった母親から生まれた新生児にはそのような反応はみられなかった。"Neighbors"のテーマ曲に反応した新生児は，妊娠中に母親が見ていなかった番組のテーマ曲を聴かされてもそのような定位

反応らしきものは示さず，新生児の反応は母親が見ていた番組に特異的であることが示された。このことからヘッパーは，赤ちゃんがお母さんのお腹の中で聴いた曲を出生後も覚えていると主張している（Hepper, 1988）。

● 妊娠中の母親におけるストレスと子どもの発達

　発達中の脳は環境の影響をきわめて受けやすい。たとえば，妊婦のアルコール摂取は胎児のからだや神経系の発達を阻害し，精神遅滞をともなうこともある胎児性アルコール症候群を引き起こしうる。さらに近年では，一部の精神疾患の原因が妊娠中の母親におけるストレスによるものだという可能性も論じられるようになってきている。

　現在，そのような精神疾患の原因として，遺伝子の異常や発達障害などの個体側の要因と青年期以降のストレスのような環境要因の相互作用が想定されている。妊娠中の母親に対するストレス，すなわち生まれてくる子どもにとっては胎生期や胎児期のストレスは個体側の要因に影響を及ぼす。その先駆けとなった研究が，"オランダ飢餓の冬"に妊娠していた母親から生まれた者の精神疾患罹患率について調査した1992年の報告である（Susser & Lin, 1992）。1944年から1945年の間，ナチスはオランダへの食料供給を遮断したことから，オランダでは深刻な食料不足が発生した。その直後に誕生した赤ちゃんは，それ以外の年に生まれた赤ちゃんと比較して，成人した時に統合失調症に罹患している割合が2倍ほど高かったのである。さらにその後の検討により，感情障害の罹患率も高いことが報告されている（Brown et al., 2000）。それ以外にも中国で1959年から1961年の間に生じた大飢饉中の出生と統合失調症の関連も指摘されており（St Clair et al., 2005），妊娠中の母親の低栄養状態というストレスが生まれてきた子どもの精神的発達に大きな影響を与えることが指摘されている。

　しかしながら，妊娠中の母親におけるストレスが生まれてきた者の精神発達にどのような影響を及ぼすかの因果関係を正確に評価することはきわめて難しい。たとえばヒトを対象として研究する場合，故意に妊娠中の母親に対してス

トレスを与えることは許されない。また，不幸にして戦争や天災などにより妊娠中の母親がストレスを感じることになったとしても，それが生まれてきた者へ与える影響を評価するためには数十年待たなくてはならない。

　その代わりとして，現在多くの動物実験が行われるようになっている。たとえばルメールらは，ラットを被験体とし，妊娠15日目から出産までの約1週間，毎日3回，1回あたり45分間，明るい照明の下で透明なプラスチック製の筒に閉じ込めるという拘束ストレスを与えた（Lemaire et al., 2000）。生まれてきた仔ラットが4カ月に達し成熟した段階で，モリス型水迷路と呼ばれる円型プールの装置を使って水面下に隠れている台の場所を覚える空間学習課題を実施した。その結果，ストレスを受けた母親から生まれたラットでは，ストレスを与えられていない母親から生まれたラットよりも成績が悪く，空間学習に関与していると考えられている海馬において新たに細胞がつくられる細胞新生の割合が抑制されていることが明らかになった。また，ほぼ同様の手続きで作成された出生前ストレスラットでは，健常ラットと比較すると，統合失調症患者にみられるような注意の障害や感情障害などにみられる抑うつに似た行動を示すことも報告されている。お腹の中の子（仔）の脳の発達や行動に影響を及ぼすメカニズムとしては，ストレスを感じている母親において高濃度に分泌されている糖質コルチコイドが子（仔）のストレス応答系の機能を障害してしまっている可能性などが検討されている。

　妊娠中の母親におけるストレスが生まれてきた子どもの身体的および精神的発達に悪影響を及ぼすという報告は年々増加している。それに比較すると，胎児に直接働きかけて能力を高めようとする試み，いわゆる胎教の有効性に関する報告はきわめて少ない。胎教のひとつに，お腹の子どもにクラシック音楽を聴かせることなどが知られているが，果たして子どもの発達に直接的なよい影響を与えるか否かについては不明である（トピック11参照）。しかしながら，大音量でないかぎりは悪い影響を与えるとは考えられず，母親のストレスを軽減させる効果があるのならば，子どもの発達にとっては結果的に大いに歓迎できるのではないだろうか。

（安部博史）

トピック2

比べる方法

　われわれは，意識しようがしまいが，日常生活でさまざまな他者との比較をしている。「わたしのほうがやせている」「自分のほうが美しい」「クラスの中であの人が一番社交的だ」「うちの課で口が一番うまいのは彼だ」などだ。では，果たしてこのような比較は正確なのだろうか。心理学も脳科学も，比較することで真実を解き明かそうとする。だから，誰もが認めるような客観性がなければならない。ではどうすれば，その客観性を担保できるのか。何と比較すれば妥当な結論になるのだろうか。

　新規に合成した薬物を服薬したら記憶力が高まるはずだと考え，それを実験で明らかにする場合を想定しよう。ヒトではすぐに実行できないので，動物実験を考えた。一般的にはラットである。20匹からなるグループ，これを実験群というが，そのラットにはこの新規化合物を投与した。では，この実験群と比較する統制群のラットにはどのような処置をすればよいか。通常は，投与する薬物を溶かした溶媒，多くは生理食塩水や蒸留水を実験群と同じ量だけ別の20匹に投与する。そうすれば，体内に入った液体の量は同じで薬物効果だけが違うことから，記憶の成績に明らかな効果があれば，それは当該の薬物によるものといえる。

　ただ，単に効果があるだけではなく，認知症に効く可能性をもつ新規の薬物として売り出したいのであれば，従来品よりも効果があることを訴えたいはずだ。その場合，実験群には新規の化合物を投与し，統制群には生理食塩水か蒸留水を投与する。さらに対照群として従来品を投与した群があればよい。実験群は統制群よりも薬物効果があり，加えて対照群よりも効果が大きいことを証明できれば，この新規化合物は売れるにちがいないという結論になるだろう。

　海馬が記憶に関係することを明らかにするときはどうだろう。麻酔をかけたラットを脳定位固定装置という実験装置に固定し，頭蓋に電気ドリルで小さな

穴を開け，そこから細い電極を刺して微弱な電気を流して脳の一部を破壊する。統制群となるラットには，麻酔，穴開け，電極の刺入まで行うものの，電気だけ流さなければ条件は同じになるはずだ。

このように科学的な研究においては，本来研究目的としている条件以外は可能なかぎり同じにしたうえで薬物効果や損傷効果を比較し，統計学的に有意な差があるかどうかを調べている。

(古川　聡)

3 「私」を意識する時

この文章を読んでいる今の「私」に意識があることは疑いがない。意識が心的機能であると考えるなら，この意識は私の脳のどの部分がつくり出しているのだろうか。意識は，他者から観察することができない主観的な経験であることから，脳科学においては取り扱いづらい研究対象であると考えられてきた。近年の脳科学の進展にともない，意識についての研究も徐々に増加し，知見が蓄積するにつれ，予想通り非常に複雑なものであることがわかってきた。同時に，その成果は研究レベルにとどまらず，交通事故による脳損傷や臓器移植の問題など，われわれの生活にもおおいに関係する可能性がある。

● 意識と意識の障害

今，自分について客観的に見つめてみてほしい。たとえば，「今，バスの中で本を読んでいる。心地よい振動でちょっと眠くなってきている。隣で携帯をいじる友人の手元が少し気になる。そういえば，晩ご飯は何にしようか」などの考えがとめどなくあふれてくるであろう。そしてそのようなことを考えてい

る「私」というものが確かに存在していることが感じられる。この「私」の感覚は「私」のものであり，当然ながら隣に座っている友人のものではない。子どもの頃からこの「私」はずっと「私」であり，また今後もずっと「私」であり続けるであろう。気分が落ち込んだ時やお酒を飲んで騒いだ時などに，この「私」は「いつもの『私』ではない」と感じることもあるかもしれない。すなわち，いつもとは感じ方や考え方，振る舞い方が異なることがある。しかしながら，それらは一時的なものであるし，そんな「私」も「私」であることを重々承知している。

心理学的にはこのような認知，思考，情動，行動などを統合している心的機能を自我と呼ぶ。日常会話では意識と呼んでいるものと同じと考えてよい。では，あなたの意識はいつ頃からあったのであろう。3歳頃より前にさかのぼることができないことに気づくのではないだろうか。これはどのような年齢の人に尋ねても同じで，幼児期健忘（けんぼう）という。しかしながら，ひょっとしたら記憶には残っていないだけで，それより前に意識は確かに存在していたのかもしれない。とはいうものの，受精卵に意識があるとは考えにくい。それでは，中枢神経系が発達してくる胎児期以降であろうか。出生直後からであろうか。前節の「お母さんのお腹にいる時」において，学習や記憶が可能になる時期を，その機能を担っている脳領域の発達から推測した。しかしながら意識については，脳のどこの領域が中心的な役割を果たしているのかについていまだ明らかではないため，同様のアプローチをとることができない。

現在の意識についての研究を整理してみると，意識の内容（アウェアネス）と覚醒（かくせい）という2つのレベルにおける研究に大別することができる（図1-10）。意識の内容とは，われわれが見たり感じたり考えたりしているそれであり，「お

```
┌─────────────┐
│  意識の内容  │ ……大脳皮質
├─────────────┤
│    覚醒     │ ……脳幹（網様体）
└─────────────┘
```

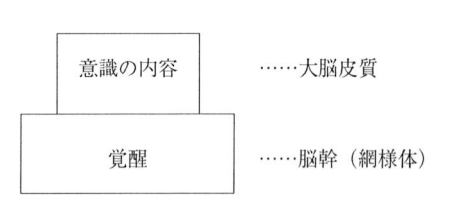

大脳皮質の損傷により，意識の内容が失われる。脳幹の損傷は，意識の内容と覚醒としての意識の両者を喪失させるだけでなく，生命の維持をも脅かす。

図1-10　意識の区分と階層性

隣からいいにおいがしてきたなぁ，うちも今晩はカレーにしようかなぁ．冷蔵庫にジャガイモはあったかなぁ」といったものである．一方で，「昏睡に陥り意識が戻らない」などで使われる時に対応するのが，覚醒としての意識である．大まかにいえば，意識の内容は大脳皮質の働きと密接に関係しているようである．たとえば，難治性のてんかんを治療するために片側の大脳半球を切除した患者では，その半球が担うべき反対側の視野に呈示された視覚刺激やからだへの刺激を知覚することができなくなる（左右の視野と大脳半球との関係については，第2章1の「目から脳へ」の項を参照してほしい）．また，盲視として知られる現象においては，損傷を受けた視覚皮質が担う視野に視覚刺激を呈示すると，患者は「見えない」と報告するものの，刺激が移動した方向を回答することを強いるとその正答率はきわめて高いことがわかっている．見えているという意識には大脳皮質の活動が不可欠であると同時に，そのような意識が必ずしも行動の出力に必要ないことが推測される．

　一方，覚醒に関する研究はより古く，網様体賦活系と呼ばれる経路の発見をきっかけに進められてきた．モルッチとマグーンは，麻酔したネコや眠っているネコの脳幹網様体を電気刺激すると脳波や行動が覚醒することを明らかにし（Moruzzi & Magoun, 1949），網様体の活動が低下した状態が睡眠であり，脳幹網様体が破壊されると昏睡に入ると考えた（図1-11）．大脳皮質全体を賦活するこの経路が活動を止めれば，脳全体が活動レベルを低下させてしまうことから，何も感じない，覚えていない状態，すなわち意識がない状態となるのは納得できる．このように，覚醒レベルの意識の消失は必ず意識の内容レベルの意識をも消失させる．その一方で，意識の内容は消失するものの，覚醒だけが保たれ

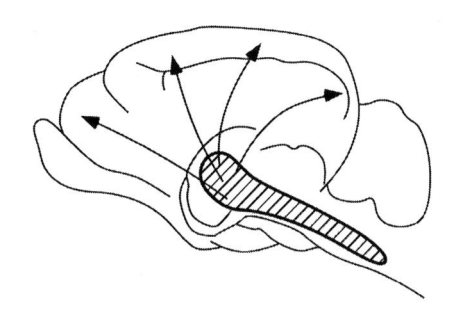

網様体賦活系は大脳皮質全体を賦活することにより覚醒をもたらす．

図1-11　脳幹に存在するネコの網様体賦活系の位置

ていることも生じうる。

　意識の内容と覚醒という2つの意識の有無を用いて，意識障害は3つの状態に分類されている（図1-12）。昏睡は，通常，脳損傷から2〜4週間程度続き，覚醒も意識の内容も確認できない。植物状態の者においては，周期的な覚醒と睡眠のリズムが存在しており，目を開けて目覚めているように見える時と目を閉じて眠っているように見える時があり，覚醒は保たれている。自発的に呼吸し，手を握ったり，泣いたり，微笑んだりすることもあるので，思考や感情などが残存しているかのように思われることがあるが，それらは随意的な運動ではなく自律的な反射として生じており，意識の内容はないと考えられる。最小意識状態の者には覚醒がある。意識の内容はあるが一貫してみられるわけではない。これに対して，閉じ込め症候群の者には完全に覚醒と意識の内容が存在するため，意識障害ではない。彼らはことばを発したり手足の動きや表情を利用したりして，自分の意志を伝えることができない状態にあるだけである。

　脳に損傷を受け昏睡に落ちた後，植物状態や最小意識状態を経由して意識を回復する者もいる。一方で，永続的に植物状態（永続性植物状態）や最小意識状態にとどまる場合もある。そのような中，奇跡的な回復が見られた例も報告されている。アメリカ合衆国のテリー・ウォリスは，彼が19歳の時にオートバイの事故により昏睡状態に陥り，その後最小意識状態となった。最小意識状

意識障害のレベル

	昏睡	植物状態	最小意識状態
意志伝達	なし		なし，または再現性あるが一貫性なし
意識内容	確認できない		一貫性はないが再現性あり
覚醒	目を開かない　睡眠と覚醒の反復なし		目を開く　睡眠と覚醒の反復あり

閉じ込め症候群の者には，覚醒，意識内容が完全に存在し，何らかの方法により意志の伝達がみられる。

図1-12　意識障害レベル（Owen & Coleman, 2008を参考に作成）

態では,意識があることを示す行動はかすかであり,彼の場合,随意運動は限られていて話すことはできず,自分の意志を外部に伝えることはできなかった。ところが,事故より19年後の2003年にウォリスは意識を回復したのである。記憶が19年前のままであったため,最初は病室で付き添う母親が誰であるかわからなかったという。その後顕著な回復を示し,からだを動かしたり話したりすることもできるようになった。ウォリスの脳を調べたところ,脳の各領域をつなぐ白質と呼ばれる部分の活動が,回復を示さない最小意識状態の患者よりも高かったことから,信号を伝達する回線の回復が彼の奇跡的な回復につながったと考えられている(Voss et al., 2006)。さらに,回復した領域の中には楔前部という領域が含まれていた。この領域は,内側前頭前野や前島とともに自己感に関連した脳内ネットワークの三大構成要素であることが知られている。ウォリスの場合のように,最小意識状態にある患者は長い時間を必要とするかもしれないが意識を回復させる可能性がある。一方,植物状態の患者は,その状態が数年続く場合には意識回復の可能性はほとんどないと考えられている。

● 意識を可視化する

植物状態であるか否かの診断は,安静状態の行動や外部からの刺激に対する行動を評価者が主観的に判断することによって行われていた。すなわち,「視覚刺激,聴覚刺激,触覚刺激,痛みを与えるような侵害刺激に対して,合目的的または自発的な行動が持続的かつ再現性のある形で観察されないときに植物状態にある」(Royal College of Physicians, 1996)と診断されるのである。そのため,本当はかすかに反応をしているのにもかかわらず評価者がそれを見落としてしまい,植物状態であると診断されている可能性は否定できない。実際に誤診の割合は最大43%という調査報告もあり,これはきわめて高い割合といってよい(Andrews et al., 1996)。交通事故により頭部を損傷する可能性は,今や誰にでもある。最小意識状態にあり意識を回復する可能性があるにもかかわらず,植物状態であると判定されてしまう誤診の可能性を考えると恐怖を禁じ

えない。脳内の活動が可視化できるようになった今、より精度の高い判定はできないのだろうか。

オーウェンらは、脳損傷により他者とコミュニケーションができなくなった者の脳内活動を検討することを目的として、まず健康な成人34名を対象に実験を行った（Boly et al., 2007）。実験協力者たちは、「tennis」ということばが聞こえたら、テニスのコーチとテニスボールを打ってラリーすることを想像するように伝えられていた。また、「house」ということばが聞こえたら、自分の家で部屋から部屋へと移動し続けることを想像するように求められた。彼らの脳内活動をfMRIによって計測すると、「tennis」と言われた時には、実際に運動を行う時に活動する補足運動野で顕著な賦活が確認された。また、「house」と言われた時には、実際に空間的な移動を行う時に活動する後部海馬傍回で顕著な賦活が確認された。すなわち、想像の中で手を動かしたり空間を移動したりすると、実際に手を動かしたり空間を移動したりする時に活動する脳領域と同じ部位が賦活するのである（図1-13）。また、「tennis」と「house」という異なる2つのことばの違いにより異なる脳領域が賦活したことから、脳の活動は音や声に単純に反応したわけではないことが示唆される。

次にオーウェンらは、植物状態であると診断されている若い女性患者を対象に同様の測定を試みた（Owen et al., 2006）。驚いたことに、彼女は上述したような植物状態の診断基準を完全に満たしていたにもかかわらず、健康な成人で得られた結果と同様の脳活動のパターンを示したのである。すなわち、彼女は外見からはまったくうかがうことはできないものの、「tennis」と「house」という声を区別し、それぞれに特異的に対応する脳領域である補足運動野か後部海馬傍回の活動を上昇させ

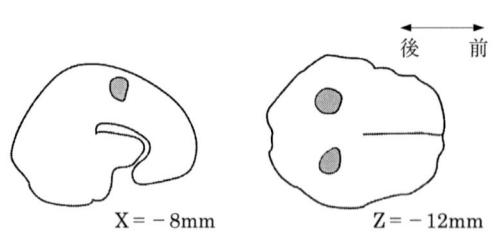

図1-13 「tennis」という単語に応答して賦活した補足運動野（左図）と「house」という単語に応答して賦活した後部海馬傍回（右図）
（Boly et al., 2007を改変）

ていたのである。

　しかしながら，実際には意識の内容が生じることなく，脳の中でそのような反応が自動的に生起してしまっている可能性はないのだろうか。結論からいえば，残念ながらその可能性はある。たとえば，デービスらは成人に麻酔をかけて意識レベルを意図的に低下させ，その時の刺激に対する脳の反応について検討した（Davis et al., 2007）。集められた健康な実験協力者たちには，全身麻酔の導入や維持に使用されるプロポフォールと呼ばれる鎮静剤が投与された。この鎮静剤の投与により実験協力者は意識を低下させ，鎮静なし（覚醒），軽度の鎮静（会話にゆっくりと反応することができる），重度の鎮静（会話に反応することはないが大きな声かけを行うと覚醒することができる）の3つの意識状態における脳活動がfMRIによって記録された。刺激には，植物状態の患者において脳活動を生じさせるような短い文章を用いた。その結果，実験協力者が重度に鎮静されている時の短い文章に対する反応は，彼らが完全に覚醒している時の反応と区別することができなかった。この事実は，植物状態の患者において文章刺激に応答した脳活動が記録されたからといって，必ずしも意識の内容が生じているわけではなく，自動的な反応の可能性も否定できないことを示唆している。

● われわれに自由はあるか

　盲視という現象では，見えているという意識がないにもかかわらず，呈示された刺激が動く方向を正しく回答することができたように，意識と行動のギャップは不可思議であり興味深い。誰もが自分の行動は自分の意志によって決定されていると信じている。しかし，意志もまた脳という物理的存在とその働きによって実現されているのであれば，自由な意志というものは存在せず，先行する物理的な事象によって因果的に引き起こされた結果としての意志でしかない。これは自由意志の問題といわれる哲学的問題とも関連する。

　われわれは自由意志をもつという命題に対し，脳科学の観点から大きな疑問

を投げかけ，衝撃を与えた研究がある。リベットは，指を動かしたいという気持ちが生じた時と，指を動かすことに関連する脳部位の活動によって引き起こされる運動準備電位が生じた時の差を検討した（Libet et al., 1983）。

リベットらの実験を説明する前に，運動にかかわる脳領域とその働きについて簡単に説明しよう（図1-14）。手を動かすという末梢の反応からさかのぼることで，運動発現のメカニズムを考える。運動は筋の活動により生じる。筋の収縮を制御するのは運動ニューロンで，脊髄を経由して大脳皮質から指令を受ける。大脳皮質における主要な信号源は一次運動野である。一次運動野は，大脳皮質の中央部に縦に走る中心溝の前方の領域であり，からだの各部位の運動に対応した領域がそれぞれ独立して存在している。これを体部位局在性（図1-15）という。さらに一次運動野は，すぐ前方に位置する運動前野や，その背側に存在する補足運動野などの高次運動野からの制御を受ける。筋を動かすための脳内活動は，運動に先立って発生する運動準備電位という脳波によって観測することができ，高次運動野や一次運動野の活動を中心とするものと考えられている。

リベットの実験において，実験協力者は脳波測定用の電極を頭皮上に設置され，文字盤上の光の点が一定の間隔で移動していく時計

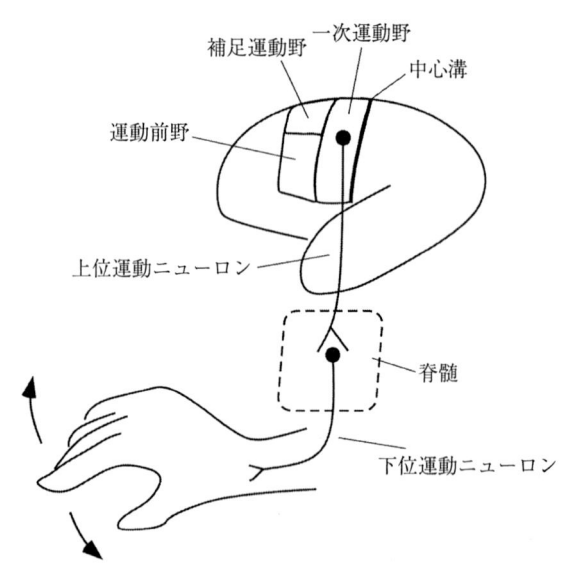

下位運動ニューロンは該当する筋肉群を興奮させ，運動を実現する。

図1-14　運動の実行に関連する皮質領域と随意運動の調節

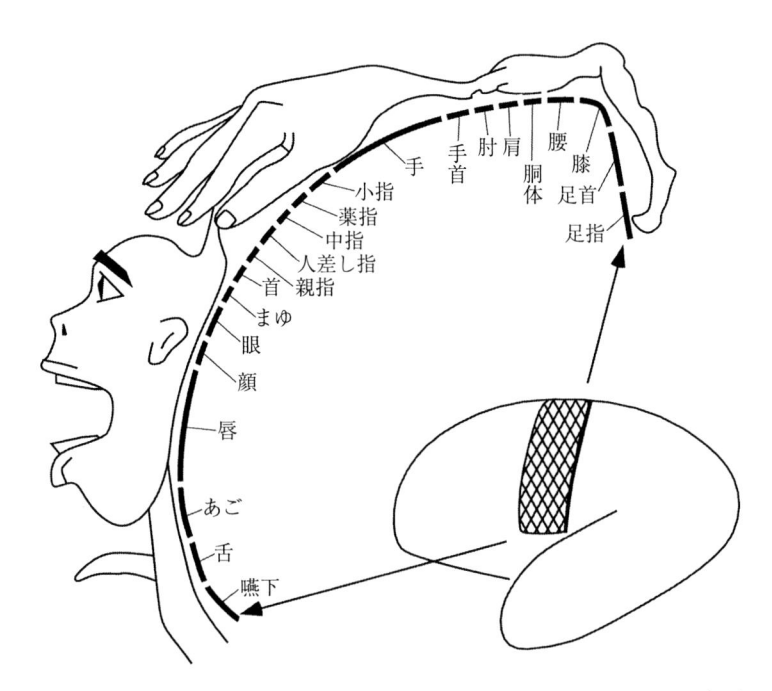

一次運動野における各領域は，運動を担う身体の部位がそれぞれ異なる。手や顔の運動を担当する領域が相対的に大きく，それだけ複雑な運動が可能であることがわかる。この図式は，あたかも顔と手が大きく体幹が小さい人のように見えることから，ホムンクルス（小さい人という意味）と呼ばれる。

図1-15　一次運動野における体部位局在
(Penfield & Rasmussen，1950 を改変)

のようなものの前に座らされた。そして，自分の好きなタイミングで指を動かすことを求められた（図1-16）。指を動かそうという気持ちになった時に光の点がどの位置にあったかを報告することで，そのような気持ちが生じた時刻を計測した。その結果，指を動かそうという気持ちが生じる350ミリ秒（0.35秒）前に，運動準備電位が発生していたのである。つまり，指を動かすための筋の準備に関連する脳活動が生じてから350ミリ秒遅れて，指を動かそうという意志が生じていたのである。常識的には，指を動かそうという意志があってはじめてそれに関連する脳活動が生じ筋を動かしていると考えたい。しかしなが

a) 動かそうと思った瞬間の光点の位置を報告させた。
b) 実際に筋が動いた時刻を0秒とすると、「指を動かしてボタンを押そう」と思った時刻はその200ミリ秒前であった。驚くことに、運動を準備するための運動準備電位はそれよりもさらに350ミリ秒早く生じ始めていた。

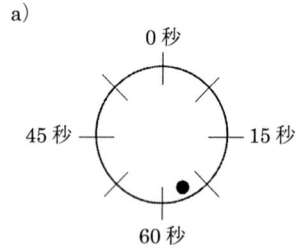

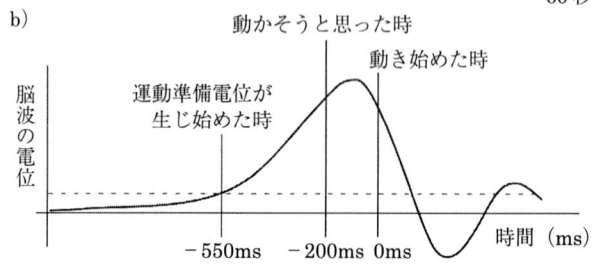

図1-16 a) リベットらの実験で用いられた時計と b) 運動準備電位の時間的変化
(Libet et al., 1983 をもとに作成)

ら、この意外な結果は多くの研究者によっても確認されている。

　リベットらは運動準備電位という脳波を用いて脳活動を測定したが、近年ではfMRIを用いた検討が行われるようになり、活動部位や時間的推移などが詳細に検討されるようになっている。たとえばスーンらは、実験協力者に自分の意志で自由に右手または左手のいずれかでボタンを押すことを求めた。実験協力者の前頭葉の活動をfMRIでモニタリングしていた研究者は、本人が自分のどちらの手を使用するかを決定するよりも7秒も早く、その決定を予測することができた（Soon et al., 2008）。fMRIによって測定される信号は実際の脳内活動より若干遅れることを考慮すれば、本人が決定を意識する10秒前に、前頭葉ではすでにどちらの手を使用するかを決めたうえで準備が始められていたのである。

● 脳死と臓器移植

「私」という感覚は心臓に宿ると考える時代もあったが，現代の私たちには脳の働きによるものであろうという直感がある。そして，脳が機能を停止すれば「私」という感覚もなくなると考えている。2010（平成 22）年 7 月の臓器移植法改定により，脳の死がすなわち人の死であることが法律上定義された。改定まではそのような明確な定義がなかったことも意外であるし，なぜ今になってそのようなことを法律で決める必要があるのかと思った人も多いであろう。

これは臓器移植と密接に関連している。臓器の中には，角膜のように死後に取り出しても移植が可能なものと，心臓が停止し血液が送られなくなると移植に使えなくなってしまうもの，たとえば肝臓や心臓がある。臓器移植に関する知識や技術が未熟で実現の可能性がなかった時代には，脳死と心臓死のズレについてあまり気にする必要はなかった。しかし，高度な臓器移植が実現可能になった今，検討する必要性に迫られた。脳が死んでも心臓が動いている場合がある。脳死が人の死であると定義されていれば，殺人罪に問われることなく脳死患者より臓器を取り出し，移植によって別の患者の生命や健康を救うことができるのである。現在では日本を含む多くの国で，脳の全ての機能が不可逆的に停止した状態である全脳死を脳死と考えている。一方で，脳の全てではなく，脳幹の不可逆的停止状態である脳幹死を脳死と考える国もある。すなわち，脳死に含まれる「脳」が，図 1-1 で示した神経解剖学的な用語で定義される「脳」と完全に一致しているわけではない。

脳幹は，中枢神経系の脳から終脳と小脳を除いたものであり，脳を支える幹のような構造をしている。また脳幹は，視床，視床下部，中脳，橋，延髄などの領域の集合体のことでもある（表 1-2）。この脳幹にはさまざまなニューロンの集まりである神経核が存在し，生命維持にとってきわめて重要な体温調整，摂食や摂水，呼吸，循環などを制御するほか，感覚情報を大脳皮質に連絡する役割を果たしている。脳幹には網様体賦活系も含まれていることから，脳幹の損傷は覚醒としての意識を消失させる。そこで，脳幹の損傷を脳死とみなす考

表1-2 脳幹を構成する構造物，神経核とその主な機能

構造物	主な神経核	主な機能
間脳	視床	知覚情報の処理や連絡，情動の調節，意識の調節
	視床下部	情動，自律神経系の調節，摂食・摂水・運動の調節
	松果体	メラトニンの産生によるサーカディアンリズムの調節
中脳	上丘，下丘	視聴覚情報の中継
	黒質	ドーパミン作動性神経による報酬経路
橋	青斑核	ノルアドレナリン作動性神経による覚醒レベルの調節
	縫線核	セロトニン作動性神経による睡眠の調節
	その他	運動や知覚に関する情報の中継
延髄	網様体*	覚醒レベルの調節，呼吸・心拍・血管運動の制御

＊網様体は中脳から延髄に広がるが，生命維持に重要な中枢は延髄網様体に存在する．

え方が生じるわけである．一方，大脳皮質が損傷を受けているものの脳幹の機能が損なわれていない状態，これは大脳死といわれることもあり，いわゆる植物状態である．大脳死においては生命が維持され覚醒状態が保たれているとはいえ，意識される内容はないと考えられる．パーソン論という立場においては，理性的で自己意識のある存在としての人格（パーソン）をもつ人間を他の動物より尊重する（ピーター・シンガー，1999）．そのためそのような立場からは，理性的な自己意識を失った存在である大脳死の状態，すなわち人格の死を人の死と考えることもできる．しかしながら，この考え方は同時に別の悩ましい問題をもたらす．すなわち，発生上のトラブルにより脳を持たずに生まれてくる無脳児は人として認めることはできなくなるし，そもそも理性的ということばの範囲を皆が納得できる形で定義することは現状では難しいからである．また，哲学的な検討は意義あるものに違いないであろうが，植物状態の診断には多くの誤診が含まれている現状を考えれば，臨床医学や法学において現実的な検討を始めるには時期尚早であると考えられる．

（安部博史）

トピック3

ヒトの脳とコンピュータ

　脳の機能を知ることは，私たちのこころの働きを知ることでもある。トピック4で紹介するような神経生理学的な手法を用いて脳内の神経細胞の活動に由来するさまざまな信号を測定していくことは，その方法のひとつである。心理学の中では，主に生理心理学と呼ばれる分野がこの方法論を使って成功を収めてきた。生理心理学では，ヒトや動物の生理学的な指標の変化と行動の変化の関係を調べることで，私たちのこころの働きに関係する脳の仕組みを明らかにしようとする（図1-17）。一方，心理学の中には，これとは少し異なる方法論によって，ヒトの精神機能を明らかにしようとする分野がある。認知心理学と呼ばれる分野では，脳機能をコンピュータ装置やコンピュータ・プログラムと対比することで，こころの働きの仕組みにせまる。1950年代のコンピュータ実用化とその後の発展を経て，コンピュータ技術と情報科学の枠組みを心理学に取り入れて認知心理学という新しい分野が成立した。その後に認知心理学は，神経心理学・脳科学・言語学・工学等の他の学問領域とも結びつきを強め，

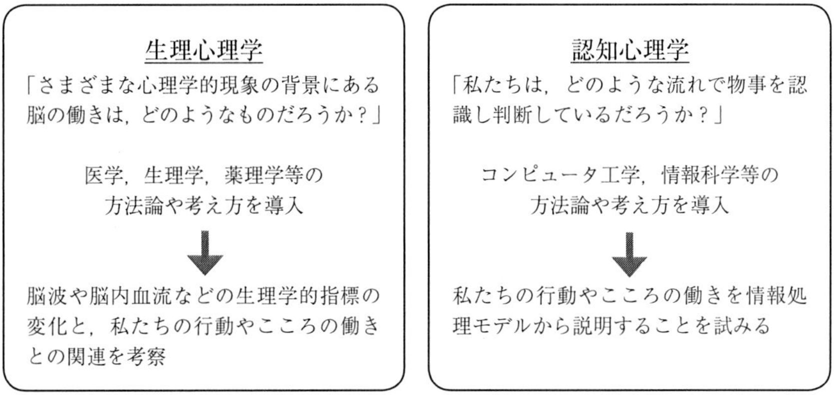

生理心理学	認知心理学
「さまざまな心理学的現象の背景にある脳の働きは，どのようなものだろうか？」	「私たちは，どのような流れで物事を認識し判断しているだろうか？」
医学，生理学，薬理学等の方法論や考え方を導入 ⬇	コンピュータ工学，情報科学等の方法論や考え方を導入 ⬇
脳波や脳内血流などの生理学的指標の変化と，私たちの行動やこころの働きとの関連を考察	私たちの行動やこころの働きを情報処理モデルから説明することを試みる

図1-17　生理心理学と認知心理学の比較

認知科学という大きな学際的研究枠組みを形成するに至った。

　認知心理学的アプローチは，ヒトの高次認知機能の研究において大きな成果をあげているが，コンピュータは私たち人類がつくり出した道具のひとつにすぎない。したがって，生体の一部である脳と電子機器であるコンピュータとの間には非常に大きな隔たりがあり，コンピュータからこころの働きを類推しようとすることに意味はあるのかという疑問がわくであろう。しかしながら，両者の仕組みの間には，かなり類似した部分も存在する。たとえば，記憶する仕組みである。

　私たちの記憶は3つの過程に分けられる（図1-18）。覚え込む過程（記銘）と覚えたことを保っておく過程（保持），そして思い出す過程（検索）である。コンピュータの場合も，新しく入力された情報を記録媒体に書き込み，それを蓄積保存し，必要に応じてそれを読み出すという処理を行う。この仕組みはコンピュータを開発していくうえで考案された技術面の工夫であるが，その仕組みを知ることで心理学者が従来からのヒトの記憶モデルをより洗練されたものへ改良できたといえる。またコンピュータには，入力直後に画面表示されているだけの一時的な情報と，ハードディスクやDVDに書き込まれた安定した情報とが存在する。ヒトにおいてもこれと類似した2種類の記憶が存在するらしいことは古くから知られていたが，このような一時的な記憶を心理学者が作業記憶という概念で説明したのもコンピュータ科学からの影響である（図1-19）。このようにコンピュータの仕組みとヒトの記憶の作用には類似した点があるた

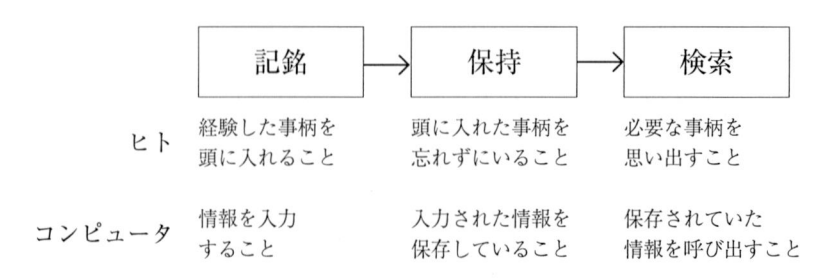

	記銘	保持	検索
ヒト	経験した事柄を頭に入れること	頭に入れた事柄を忘れずにいること	必要な事柄を思い出すこと
コンピュータ	情報を入力すること	入力された情報を保存していること	保存されていた情報を呼び出すこと

図1-18　記憶の3つの過程におけるヒトとコンピュータの比較

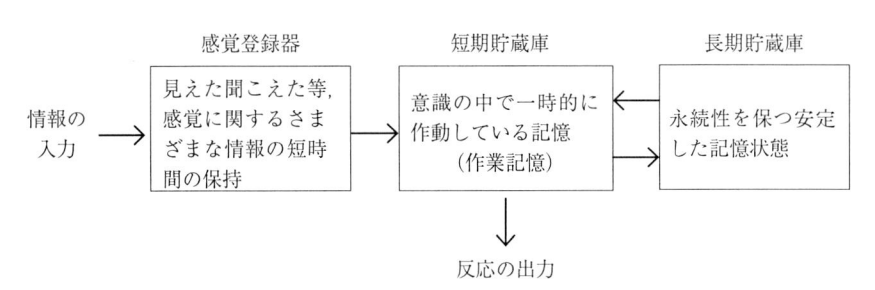

```
情報の      感覚登録器           短期貯蔵庫            長期貯蔵庫
入力    →  見えた聞こえた等，  →  意識の中で一時的に  ←  永続性を保つ安定
           感覚に関するさま       作動している記憶    →  した記憶状態
           ざまな情報の短時       （作業記憶）
           間の保持
                                      ↓
                                  反応の出力
```

図 1-19　記憶の 3 つの段階（篠原，1998 をもとに作成）

め，脳をコンピュータ装置やコンピュータ・プログラムに見立てながら，ヒトの視覚的，聴覚的な記憶研究が進められた。また，初期には記憶に関する研究が主流であったが，コンピュータ装置とプログラミング技術の飛躍的な進歩により，知能や意思決定，さらには感情や意識といったものも認知科学の研究対象となりつつある。

　それでは，コンピュータと脳を対比しながら研究を進めていくことで，こころの究極的な理解を行うことは可能であろうか。少なくとも，現在の人類が利用可能な方式のコンピュータを用いているかぎり，その答えは NO であろう。結局のところ，これまでに人類が開発したコンピュータの仕組みと私たちの脳の働きとの間には質的に大きく異なる点も確実に存在するからである。

　たとえばコンピュータの場合，どのような情報が，どのような形で，どの場所に保存されているかが完全に明白である。しかし，脳の場合は不明確である。空間に関する記憶には特定の脳領域が強く関係しているらしいことは明らかになりつつあるが，どのように処理され保存されているかについてはいまだ闇の中である。さらに，記憶術のように情報を得ることばかりに普段の私たちは意識を向けがちであるが，その裏返しともいえる操作，情報の消去に関してはコンピュータと脳との間にきわめて大きな違いがある。コンピュータでは，保存されている情報の中の特定のものだけを選択的に消去できる。マウスで不要になったファイルを捨てる，あるいは 30 日間が経過したファイルを自動的に消去するようにプログラム設定するなどにより，きわめて簡単に特定の情報のみ

を消すことができる。これに対し脳では情報を消すことがやっかいである。記憶していた物事の一部が自然に忘れ去られていくことは日常茶飯事であるが，忘れたい物事をこちらから指定することは不可能に近い。受験勉強等により意識的に何かを記憶できても，意識的に何かを忘れることは非常に難しい。過去の大失敗を思い出すたびに赤面し，これをきれいさっぱり忘れてしまうことができればと考えたことは誰にでもあるはずだ。PTSD（外傷後ストレス障害）で悩む人々にとって，これはより切実な問題となっている。繰り返し鮮明に思い出されてしまう事件，事故，災害の状況に関する記憶を選択的に消したり弱めることが可能となれば，PTSDの治療が飛躍的に進歩するにちがいない。

　現状では，コンピュータと脳とでは質的に大きく異なる点がある。現在の方式のコンピュータを使い続けるかぎり，いくら処理速度とプログラミング技術が向上しても，脳機能の究極的な解明は容易でない。一方，量子コンピュータや生物コンピュータ等，これまでのものと動作原理が大きく異なる新しい方式のコンピュータの基礎研究が進められており，これらを用いることで人工知能の研究が進展するともいわれている。新しい方式のコンピュータを使い，新しい情報処理技術が開発されることで，こころの作用に関する研究の新しい地平が切り開かれることを期待したい。

（野中博意）

第2章

生きるってすばらしい

　生きていると，楽しいことやうれしいことがたくさんある。しかしその一方で，悲しかったり，辛かったり，怖かったりする経験も少なからずあるだろう。だからこそ楽しさや喜びが倍増するといえる。このような喜怒哀楽も，他者が存在しているからこそ体験できる。

　ところが，本来はよく知っている人であるのに顔を見ただけでは誰だかわからなくなったら，どのように感じるだろうか。しぐさや髪型で識別できるのに，顔を見ただけではわからないという不可思議な疾患がある。これが相貌失認という脳機能障害である。見るという活動を通して，相貌失認の患者の悩みに思いをめぐらしてみたい。

　夏といえば，お化け屋敷である。怖いもの見たさで，つい入ってしまう人は多いだろう。このような喜怒哀楽の脳内メカニズムを理解することで，自分自身を客観的に見ることもできるのではないだろうか。

　そして最後が広汎性発達障害にかかわる話題である。場の空気が読めず他者に共感できない社会性の問題，オウム返しや造語が多いなどのコミュニケーションの問題，数字や物へのきわだった固執性などを特徴とする発達障害のひとつである。彼らの特徴を脳という視点からとらえてみることもできる。

　このような3つの話題をもとに，生きることの素晴らしさや大変さについて今一度考えてみよう。

1 人の顔が顔に見えない時

駅で彼女と待ち合わせをした。約束の時間に向こうからやってくる顔がすぐにわかった。好きな彼女だから，顔がわかるのも当然だろう。しかし，彼女の顔，さらには人間の顔を見ても顔だと判断できなくなった人がいる。これは記憶の障害ではなく，見るという行動の一部が正常に機能しない結果として起こった症状である。そもそも見るという行動は脳内でどのようなプロセスを経て行われているのか。そのプロセスをもとに，顔が顔に見えなくなる原因を探る。

● 目から脳へ

「見る」という行動は，目あるいは眼球が正常に機能すれば可能だというほど単純ではない。そこで最初に「見る」という行動の脳内基盤について簡単に見てみよう。

外部から入力される光刺激は，角膜から水晶体を経て，硝子体の反対側の網膜に伝えられる。

光刺激は多様な細胞を通り過ぎて網膜の外側にある錐体や桿体で受容され，再び網膜を内側まで戻りながら処理をされ，もっとも内側にある神経節細胞を通って視覚野に伝えられる。

眼球は硝子体液で満たされた球体で，外界の対象は角膜，そして水晶体と硝子体を経て網

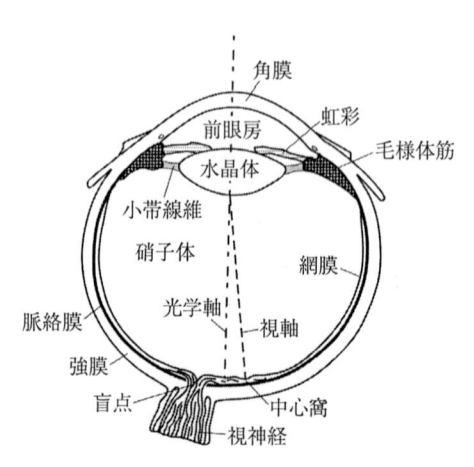

図2-1　上から見たときの右眼の構造

図 2-2　網膜の構造

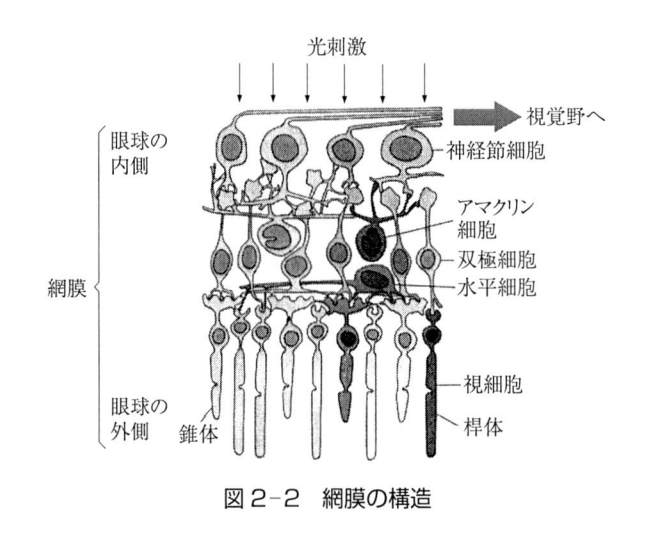

図 2-3　盲点の存在を体感する

膜上に投影される（図 2-1）。網膜上には，形態の異なる錐体と桿体という 2 種類の光受容細胞が並んでいて，入ってくる光刺激に対処している（図 2-2）。錐体は明るい場所で働き色覚を生じさせるのに深くかかわっている一方で，桿体は暗い場所で作用して明暗を感じる機能があり，両者が適切に役割分担しながら視覚世界を受容している。ただし，2 種類の細胞の網膜上の分布は均等ではなく，中心窩に近い場所ほど錐体が多い。網膜からの視神経が大脳に情報を伝達するために眼球外に突き出るところが盲点で，これらの光受容細胞が欠落している。そのため，この盲点に対象が投影されても何も見えない。ちなみに，図 2-3 から目を 30cm ほど離して中央にある黒点を右眼だけでじっと見つめ，ゆっくりと本を眼に近づけていってほしい。すると，ハートは見え続けるが眼の右端に見えていたはずの星型の模様は消失してしまう。だが，さらに眼を近

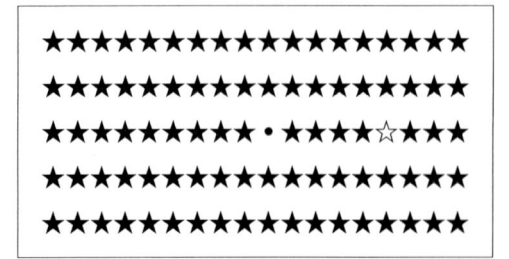

図 2-4 盲点の特徴を体感する

づけていけば，再び星型模様が現れてくる．逆に，左眼だけで黒点を凝視して同じ行動をすると，ハートが消えるが星は見え続けるはずだ．これは，眼を近づけていくことで星やハートの模様からの視覚情報が盲点に入ってしまったために，一時的に見えなくなったのである．自分自身の眼にも盲点があることが体感できたであろう．

では，先ほどと同じように図2-4の中央の黒点を右眼だけで見て図を徐々に近づけてみてほしい．図2-3の場合と同様に盲点部分にいくと白い星印は消えるであろう．だが，見え方をよく観察してみると，白い星があった場所に黒い星印が見えるのではないだろうか．不可思議なことに，盲点はただ見えなくなるのではなく，そこに周囲と同じ画像を勝手に取り込んで矛盾が起こらないように刺激の補充まで行っていたのである．見えるはずのものが見えないだけでなく，見えないはずのものまで見ているというのが，われわれの眼なのである．

この盲点から眼球外に出た視神経は，視交叉を経て外側膝状体で大きく2つの経路に分かれ，ひとつは後頭葉の第一次視覚野へ，もうひとつは上丘につながっている（図2-5）．視交叉では左右の眼球から発した視神経が交叉し，ヒトの場合は50％が同側へ，50％が反対側に向かう．そのため，それぞれの眼の右視野に見えた刺激は左脳に，左視野に見えた刺激は右脳に伝わる．この交叉率はニワトリでは100％であるために，視野には関係なく右眼に見えた刺激は全て左脳に，左眼に見えた刺激は全て右脳に伝わる．ラットでは70％程度となり，進化上高等になるほど交叉率は低下する．

これまでは外側膝状体から第一次視覚野に向かう経路に多くの関心が向けられていた．これは外側膝状体―有線領経路と呼ばれるもので，第一次視覚野

からはさらに頭頂葉や側頭葉などの脳部位に情報が伝えられながら「見る」という行動を実現する主要な経路である。ウンガーライダーとミシュキンは，頭頂連合野を損傷すると刺激の空間的配置を理解することが必要な課題ができなくなり，下側頭皮質を損傷すると刺激の形が判断できなくなることをサルとヒトを用いた実験で示し，図2-6に示したように第一次視覚野から頭頂葉への経路は刺激の空間的な配置を把握するのにかかわる Where（刺激配置理解）経路，一方の側頭葉への経路はその刺激がどのようなものであるかを判断するのにかかわる What（刺激特徴理解）経路と呼んでいる（Ungerleider & Mishkin, 1982）。なお，頭頂連合野は運動機能にかかわっていることから，Where 経路ではなく How（刺激対処）経路と呼ぶ場合もある。

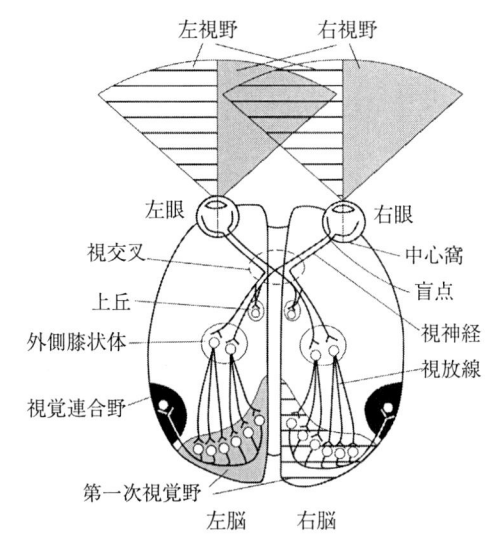

図2-5 視覚神経の脳内経路

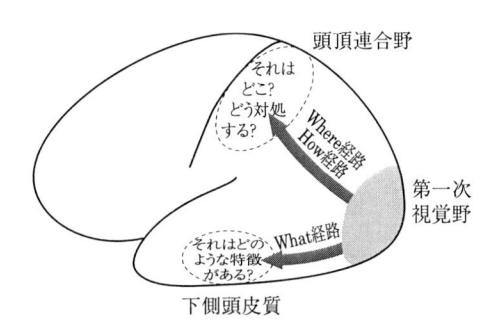

図2-6 視覚情報の処理に関する What 経路と Where 経路の流れ

しかし，外側膝状体を経ずに皮質下にある中脳の上丘に向かう有線領経路の重要性が，盲視という臨床例から示唆されることとなった。盲視とは視野の一部が欠損している患者で，その視野に呈示された刺激対象が見えていないにも

かかわらず，刺激の場所や刺激の向きが答えられる不可思議な現象である。たとえば右半球の第一次視覚野を病気治療の目的で切除した患者は，左視野に呈示された物が何かはわからないものの，その位置は正確に報告できた。つまり，刺激が何かを見て判断する部位とその刺激の位置や方向などの属性を判断する部位は異なっていることを示している。こうして指摘された位置判断などの経路が上丘への有線領経路なのである。

ただし，視覚系はこの2つの経路に限られるものではない。視交叉を出た視覚神経のほんの一部だが視交叉上核という場所にも送られ，われわれの生活リズムを生み出すひとつの源ともなっている。詳細は第4章4の「生活リズムが乱れてきた時」で扱う。このように眼からの信号が脳に至る経路には少なくとも8つあるという報告もあり（Beaumont et al., 1996)，それぞれがどのような連絡を保っているかを明らかにしていくことが必要となっている。

● 視覚失認

ものは見えているのに，それが何だかわからない障害が視覚失認である。そのため，日常生活でごく普通に使う品物を見せて，その名前を尋ねても答えられないし，使い方を聞いてもわからない。にもかかわらず，触ったり匂いを嗅いだりすれば容易に名前を答えることができる奇妙な疾患である。

視覚失認には統覚型と連合型がある。統覚型視覚失認は，視覚野に伝達された情報をもとにその具体的なイメージを再現することができないために，名称が答えられない場合である。さらに，呈示された線画や図形の模写が不得意で，写真や絵で呈示した2つの刺激対象が同じか違うかの異同判断にも障害がある。複数の線画を重ねて描いた図形の中から，ひとつひとつの要素となる線画を選択肢の中から選べない。このように，物の形を的確に把握できないことが大きな特徴といえる。

これに対して連合型視覚失認は，視覚野に到達した情報からイメージを再現できるものの，それに関する知識や記憶と結びつけられないために名称が答え

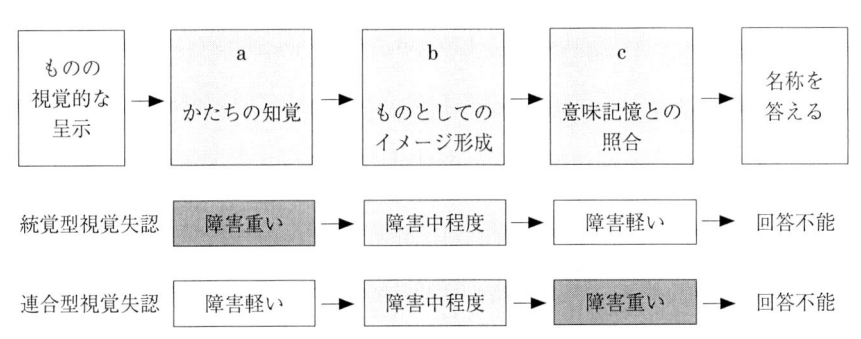

```
ものの              a              b              c             名称を
視覚的な   →   かたちの知覚   →   ものとしての   →   意味記憶との   →   答える
呈示                          イメージ形成        照合
```

```
統覚型視覚失認   障害重い   →   障害中程度   →   障害軽い   →   回答不能

連合型視覚失認   障害軽い   →   障害中程度   →   障害重い   →   回答不能
```

**図2-7　ものを見てから名称を答えるまでの過程に含まれる
3つの要素と統覚型および連合型の障害のイメージ**

られない。ただし，重ね絵から要素を抽出するのはやや困難であるものの，図形の模写はたとえ多くの時間がかかってもできるし，異同判断も問題なくできる。

　結果として名称が答えられない点は同じであるが，その原因は統覚型と連合型で大きく異なっている。物を見てから名称を答えるまでの過程を非常に簡略化して示したのが図2-7で，統覚型視覚失認ではa，b，cの3つの中で比較的前半のaに，連合型視覚失認では3つのうちの比較的後半のcに障害があるものと考えられている。このように，物品呼称にかかわる3つの段階のうち，統覚型視覚失認ではより前半部分，連合型視覚失認ではより後半部分に障害があるため，結果として呼称が不能になる。

　このような視覚失認のうち，統覚型は一酸化炭素中毒や両側後大脳動脈領域（図2-8）の梗塞などによって，両側後頭葉あるいは両側の後頭葉から側頭葉にかけての領域が障害されると起こる。一方の連合型は，後頭葉から側頭葉

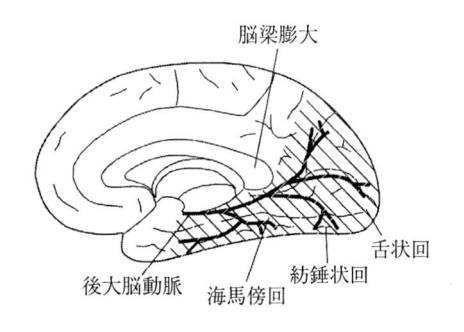

太線は右脳の後大脳動脈，斜線部分は右後大脳動脈領域を示す。

図2-8　視覚失認に関連する脳部位

にかけての領域に両側性（左脳と右脳の両方）に病変がある場合も左脳側に一側性（左脳のみ）で病変がある場合もあり，必ずしも病変部位と障害との関連が明らかではない。しかも当初は統覚型視覚失認を示していた患者が徐々に連合型に移行することも報告されており，視覚失認にかかわる脳部位を断定することは今のところ難しい。

● 相貌失認の特徴

さて，脳の一部が損傷されたことで，物体はごく普通に見えて識別できるのに，人の顔を認識する能力だけが損なわれてしまうことがある。視覚失認の中に含まれる特殊な障害で，これを相貌失認と呼ぶ。この障害をはじめて報告したボーダマーという研究者は，自分の顔ならびに他人の顔の知覚の選択的な障害で，顔は見えるが誰の顔であるかが認知できないと定義した（Ellis & Florence, 1990）。健常者にはすぐに信じがたい症状である。しかし，英語に堪能でない人が英語の文章を見た時に，「これは英語だ，これは a-g-n-o-s-i-a という順番にアルファベットが並んだ単語だ」とわかっても，そこに何が書いてあるのか，どのような意味であるかがわからない。あるいはパリの空港で，フランス語と思われるアナウンスが聞こえてきたが何を言っているかがわからない外国人旅行者と似たような状況だろう。ちなみに，agnosia は「失認」という意味の英単語である。

たとえば，鈴木（2010）は次のような症例をあげている。32歳の女性で，右後頭葉に動静脈奇形があったために，その部位の全摘出手術を受けたところ，手術後に知っている人の顔を見ても誰かわからなくなった。手術の1カ月後に仲のよかった会社の同僚が見舞いに来たが，顔には見覚えがなかった。ただ，声を聞いてはじめて誰だかわかったというように，声やしぐさ，髪型，身長などを手がかりに推量することはできた。神経心理学的な検査を行ったところ，顔写真の性別，年齢，表情の判断などはできるものの，有名人の顔写真を見て人名や職業を答える課題や総理大臣経験者を選ぶ課題の成績も不良だった。

顔以外の情報ならば人物の同定ができることから，記憶機能は保たれていることがわかる。網膜に映った映像から顔を識別し，それが誰であるかを記憶と照合するまでの経路が正常に機能していない姿が浮き彫りになる。

● 相貌失認のメカニズム

街中で知人に偶然出会った状況をもとに，顔の認知がどのようになされているかを考えてみよう。

何気なく歩いていたので，通りがかった多くの人の顔の映像は眼球を通して脳に伝えられるが，自分とは無関係なためにその映像は無視されていた。ところが，突然見知らぬ人に声をかけられた。誰かと思ってしっかり見たところ顔には見覚えがあったが，すぐに名前が思い出せない。顔の視覚的なイメージとその人物にかかわる情報は脳内の別の場所に蓄えられていることがわかるだろう。声を聞いているうちに，そのような声を発する人物が友人にいたことも思い出せた。声と名前も違う場所に蓄えられているのだ。適当に話を合わせながら，年齢を予想して高校時代の友だちに誰がいたかを考えていたところ，ようやく名前を思い出した。が，違っていた。鼻の形がよく似た人物と混同していたのだ。これは，顔全体がひとつのイメージとなって蓄えられているのではなく，鼻，目，口など顔の部分ごとに分けて記憶されていることを示している。間違った名前を言ったので，相手は憤慨しているようだ。その表情を見て，やっと本当の名前が思い出せた。

つまり，顔を見てそれが誰であるかがわかるには，顔だという認識が第一歩になる。これはファンツの古典的な研究からも示唆されるように，たとえ乳児であっても顔を描いた図形と無意味図形では明らかに前者のほうをじっと見る。見えた刺激が顔かどうかで，その後の認知処理が異なってくる。顔だと判断がなされると，身なりや歩き方の特徴などの視覚的情報，声という聴覚的情報，さらには記憶の中に貯蔵されている名前という意味的情報との照合がなされ，人物の特定が行われる。

相貌失認の患者では，視覚的情報や聴覚的情報からなら人物の特定ができるものの，顔だという判断を下した後に名前などの記憶との照合を行う過程が損なわれてしまったために，誰だかわからなくなったのである。相貌失認の患者では，右脳の紡錘状回(ぼうすいじょうかい)（図2-8）付近に病巣があり，ここが相貌失認の発現，言い換えれば顔の認知に必要な脳部位という指摘がある（河村，2001）。側頭葉と後頭葉の接続部分にあたる領域であるが，左右の脳の一方に機能が局在する程度は個人差が大きく，右脳の紡錘状回のみに病巣があっても相貌失認が起こらないという報告もあり（De Renzi et al., 1994），相貌失認と脳部位との明確な対応は確定できていないのが現状である。

(古川 聡)

トピック4

マイクロダイアリシス

　本書の中には，何カ所か「神経伝達物質であるドーパミンが放出され……」などの記述があるが，脳の中の神経伝達物質の動態を一体どうやって調べたのであろうか。生きている動物の特定の脳部位において，ある物質が増加したり減少していたりすることを評価する方法としてマイクロダイアリシスと呼ばれる測定法がよく利用される。詳細な原理や使用する装置についてはここでは触れないが，簡単にいえば，観察したい脳部位に細い針を刺し，そこから脳内の物質を回収し，クロマトグラフィーという装置で測定する。このようにして恐怖を感じている時や覚醒時における特定の脳領域における神経伝達物質の増減を調べることができる。また，ある薬物が投与されてからの神経伝達物質の時間的変動や覚醒と睡眠に関連する物質の日内変化などを測定することも可能となる。

(安部博史)

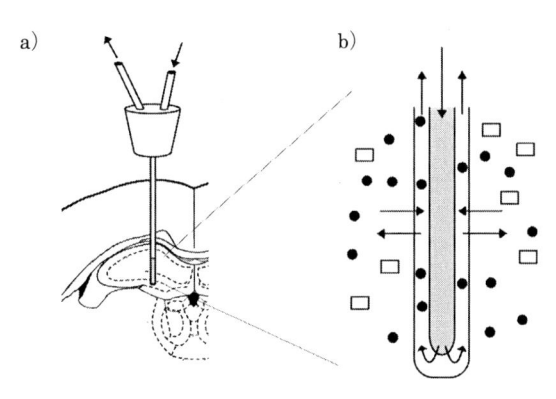

図2-9　マイクロダイアリシスの模式図

a) ラットの背側海馬に刺入されたマイクロダイアリシスプローブ。
b) プローブの先端部分を拡大した図。プローブは二重構造になっており，内側には灌流液が流れている。細胞外液などから浸透膜を通過して取り込まれた神経伝達物質（黒丸）は灌流液の流れにのって回収および測定される。浸透膜を通過できない分子量の大きな物質（白四角）は回収されない。

2　怪談を聞いて怖くなった時

　恐怖は，危険な対象や環境からわれわれを逃避，あるいは回避させることにより，生命や健康を守る必要不可欠なこころの働きである。しかしながら，過度の恐怖はストレス反応を引き起こし，こころやからだに障害を及ぼす。ストレスは，弱くても強くても，それが慢性的であれば，さまざまな心因性の精神疾患を引き起こす可能性がある。また，脳の器質的要因が主な原因と考えられる内因性の精神疾患に対しても，ストレスは発症のきっかけになりうる。

● 怖いと感じる時

　恐怖は，誰もが経験する強烈な情動である。強弱の違いはあるものの，恐怖を感じた時に私たちは，一瞬心臓が止まったかのような感じがしたり，頭が真っ

白になったり，膝や腰の力が抜けてその場に崩れ落ちそうになることすらある。恐怖に付随するこのような身体的な変化は感情や情動といったこころの働きがからだに影響を与えた典型的な例であり，そのメカニズムについてさまざまな研究が行われてきた。現在では，恐怖の中枢は扁桃体と呼ばれる脳部位であり，自律神経系および内分泌系を介してからだや行動に影響を与えると考えられている（図2-10）。

ヒトの扁桃体を電気的に刺激すると恐怖の情動が生じ（Gloor et al., 1982），無表情よりも恐怖を表す顔写真を見ている時のほうが扁桃体の活動が高まる（Breiter et al., 1996）という研究結果がある。また扁桃体が損傷されると，恐怖という情動そのものが抜け落ちてしまうようである。たとえばファインスタインらは，左右両側の扁桃体が損傷されたウルバッハ・ビーテ病という珍しい疾患の患者が，恐怖を示す表情を読み取ることができなかったり，ヘビやタランチュラを怖がるどころか積極的に触ろうとしたりすることを報告した。彼女は強盗に押し倒され，喉元にナイフを突きつけられて「切り裂くぞ」と脅されたにもかかわらず，恐怖を感じることなく冷静に「私を殺すつもりなら，（私のからだをつくった）神の天使たちに許可をもらってきなさい」と言い放ち，強盗をあきらめさせたのである。事件直後も容疑者から逃げることなく歩いて家まで帰り，翌日も同じ道を恐怖を感じることなく利用したという（Feinstein et al., 2011）。また，扁桃体を含む側頭葉を切除すると，情動の変化をともな

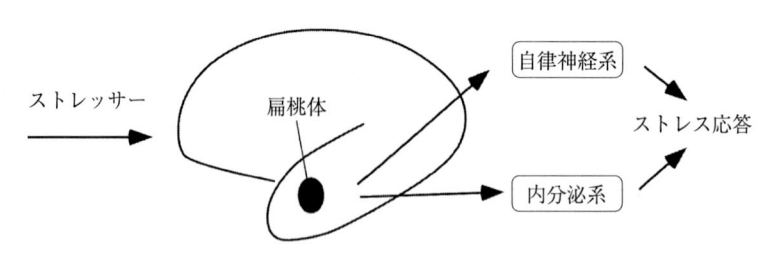

恐怖を生じさせる刺激は扁桃体で処理され，自律神経系および内分泌系を経由してストレス応答をもたらす。

図2-10　扁桃体の場所と働き

うさまざまな行動異常がみられる。そのような処置を受けたサルは，何でも口に入れるようになり，手術前は怖がっていて触ることもなかったクモやヘビのおもちゃを平然とつかみ口に入れたり，ろうそくの炎をつかもうとする。このような情動の変化を含む行動異常はクリューバー・ビューシー症候群と名づけられ，ヒトにおいても側頭葉切除手術，ヘルペス脳炎，頭部外傷，無酸素脳症やアルツハイマー病など，扁桃体に障害が起こった場合に生じることが指摘されている。

　ストレッサーとしての恐怖に関する情報を処理すると，扁桃体は自律神経系や内分泌系を介して生体に一過性のストレス反応を生じさせる。内分泌系を介したストレス応答系としては，視床下部―脳下垂体―副腎皮質系（HPA系）がよく知られている（図2-11）。視床下部は多くの内分泌系の調整にかかわる制御中枢であることが知られているが，ストレス応答にかかわる内分泌系においても同様である。

　身体的もしくは精神的なストレスが検出されると，視床下部からはコルチコトロピン放出ホルモン（CRH）が放出される。これは副腎皮質刺激ホルモン放出ホルモンということもある。放出されたCRHが脳下垂体に存在する受容体に結合すると，脳下垂体の細胞からは副腎皮質刺激

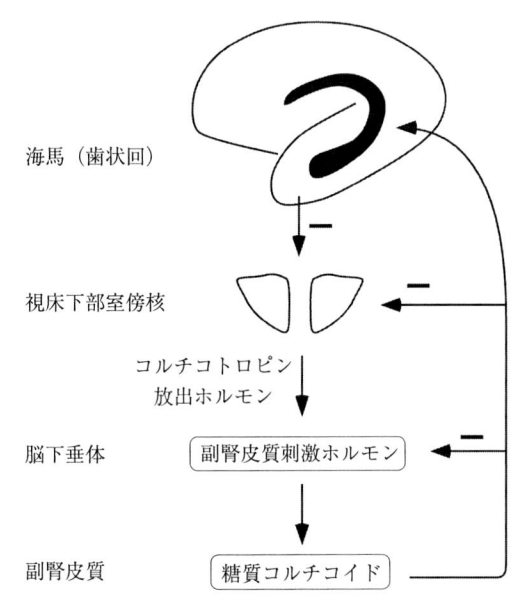

マイナス（－）の矢印は抑制的な効果をもたらすことを意味している。

図2-11　視床下部―脳下垂体―副腎皮質系（HPA系）と糖質コルチコイドによる負のフィードバック

ホルモン（ACTH）が血液中に放出される。ACTH は血流によって運搬され，脳から遠く離れた腎臓の隣に位置する副腎の副腎皮質に到達する。すると副腎皮質からは，副腎皮質ホルモンである糖質コルチコイドが分泌される。この糖質コルチコイドは，再び血流に乗ってからだ中に運搬され，海馬や視床下部，脳下垂体の受容体に結合すると CRH や ACTH の放出が抑制され，結果として HPA 系の反応が抑制される。このような負のフィードバックにより，過剰なストレス応答は抑制されて最終的に終息に至る。

　糖質コルチコイドは，貯蔵しているタンパク質を分解してエネルギーを準備し，免疫系を抑制し，炎症を抑え，脳に影響を及ぼすことなどにより，生体が効率的にストレスに対処できるような体内環境をつくり上げる。ストレスへの対処反応は，ストレッサーである外敵を闘争により排除するという行動様式や，危険な状況から逃避することによってストレッサーから遠ざかる行動様式があることから，闘争─逃走反応と呼ばれる。このような闘争─逃走反応を支えているのが，自律神経系の交感神経系と HPA 系の亢進である。ストレス応答系の亢進は，一過性であれば生体の生存にとって有利に働く。しかしながら比較的長い期間にわたって続くと，さまざまな弊害が現れてくる。それは，うつ状態や不安障害，PTSD などとも関連することが明らかにされている。

● 学習される恐怖

　他者の表情から恐怖を感じていると見分ける能力は文化的に獲得されたものではなく，そのほかの基本情動とともにおそらく生得的な能力であることをポール・エクマンは示した。すなわち，文化や人種が異なっても共通して理解でき，かつ表出することができる表情があるという。またクモやヘビなどに対しては，霊長類が生得的に恐怖を感じることも知られている。一方で，今まで怖いと感じたことがなかった犬に追いかけられてから犬が怖くなってしまったり，通い慣れた道で事故を目撃してからその道が怖くて避けるようになったりと，はじめは中性の刺激だった対象が経験によって恐怖の対象に変わることが

ある。このような恐怖の学習は，自分が再び同じような危険な目に遭うことを回避させる機能をもち，生体の生存可能性を高めてくれるといった生物学的な利点がありきわめて重要である。

このような恐怖の学習にもやはり扁桃体が深くかかわっている（LeDoux, 2003）。たとえば，ブザー音を条件刺激（CS），ラットの足に対するフットショックを無条件刺激（US）として対呈示すると，はじめはフットショックに対して示していたフリージングと呼ばれるすくみ反応，さらには心拍や血圧

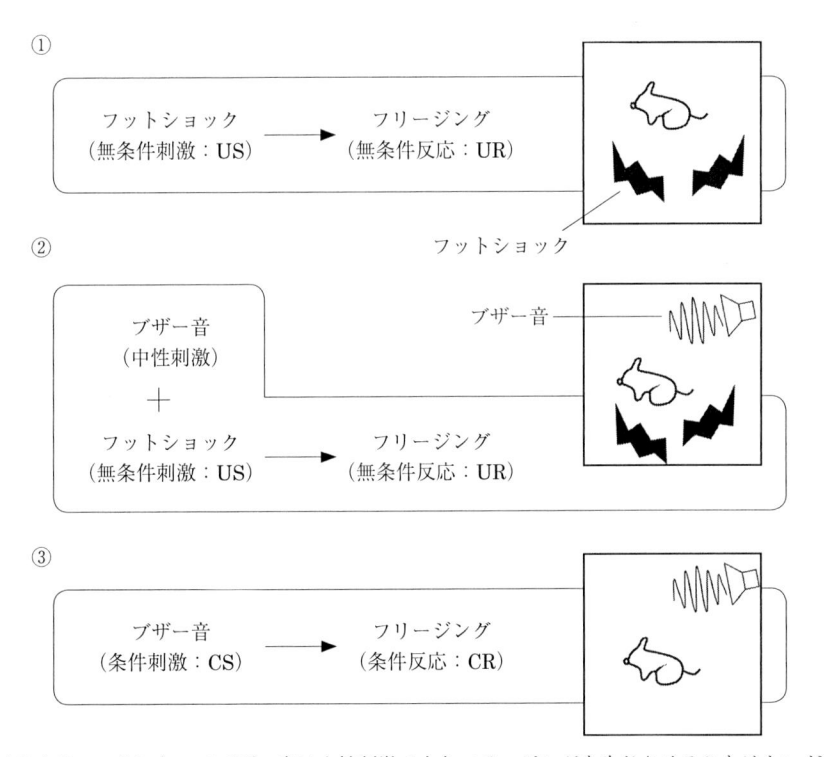

はじめはラットにとってブザー音は中性刺激でありフリージングを生じさせることはないが，①ラットにフットショック（US）を与えるとフリージング（UR）が生じ，②ブザー音（中性刺激）とフットショック（US）の対呈示を行うと，③古典的条件づけが成立してブザー音（CS）がフリージング（CR）を生じさせるようになる。

図2-12 手がかり恐怖条件づけの手続き

の変化などの無条件反応（UR）が，ブザー音（CS）の呈示によって生じる条件反応（CR）となる。ブザー音に対するフリージングや血圧・心拍の変化などの反応（CR）は恐怖を反映したものであると考えられ，古典的条件づけの手続きを用いた恐怖学習，あるいは恐怖条件づけといえる。またこの条件づけは，ブザー音という明確な手がかりに対して条件づけを行うことから，手がかり恐怖条件づけと呼ばれることもある（図2-12）。

図2-13　海馬と扁桃体

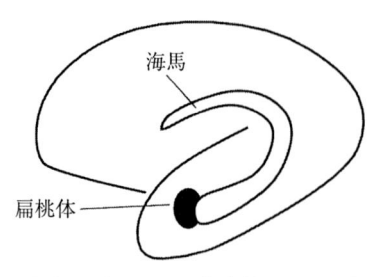

扁桃体は手がかり恐怖条件づけのような情動反応の学習に主要な役割を果たしており，一方，文脈恐怖条件づけの場合には扁桃体だけではなく海馬も重要な役割を果たす。

　動物の扁桃体を損傷すると，この手がかり恐怖条件づけは成立しなくなる。さらに，この条件づけを獲得した動物の扁桃体を損傷すると，条件づけが失われてしまうこともわかっている。ところで，ブザー音やフットショックによって引き起こされた感覚情報は，扁桃体の外側核（がいそくかく）と呼ばれる領域に入力する。この外側核において音とショックが結びつけられる結果，手がかり恐怖条件づけが成立すると考えられる。一方，ブザー音とショックの対呈示を行った実験箱にラットを再び入れると，ブザー音を呈示しなくてもラットは恐怖を示す。この時，ラットにとっては実験箱という文脈が条件刺激となっていると考えられ，文脈恐怖条件づけというように別の名称となる。この文脈恐怖条件づけには扁桃体だけでなく海馬が重要な役割を果たす。腹側海馬は扁桃体の基底核（きていかく）や副基底核（ふくきていかく）に情報を伝達していることがわかっており，これらの領域を損傷すると文脈恐怖条件づけが障害されることから，この投射経路が文脈恐怖条件づけの成立に重要な役割を果たしていることが予想されている（図2-13）。そして，最終的な恐怖反応の発現は，扁桃体の中心核から脳幹のさまざまな部位に送られる信号によって実行されている（Ciocchi et al., 2010）。

なぜ怖がろうとするのか

夏になるとテレビでは怪談特集が組まれ，キャンプや合宿では誰からともなく怪談が始まる。単純な娯楽であることだけでなく，「ゾッ」とすることで少しでも涼しくなろうとする目的もありそうだ。怪談を聞いたり話している時には，上述したような扁桃体を中心とする恐怖の回路が賦活されるであろう。それに加えて「ゾッ」とするようなからだの反応と深い関係があるのが青斑核と呼ばれる領域である。

青斑核は脳幹の橋に位置しており，左右にそれぞれ1個ずつある。それぞれは1万個以上の神経細胞の集団であり，名前の由来通り肉眼的には青黒く見える領域である。青斑核を構成する神経細胞は中枢神経系のほぼ全域にわたり軸索を伸ばし，青斑核ニューロンの活動は投射先でのノルアドレナリンの放出をもたらす（図2-14）。放出されたノルアドレナリンは，脳全体の活動レベルを上昇させ，覚醒や周囲の環境に対する注意（ヴィジランス）を上昇させることから，警報システムとしての役割を担っていると考えられている。

たとえばアストン・ジョーンズらのグループは，細胞の活動を電気的に計測

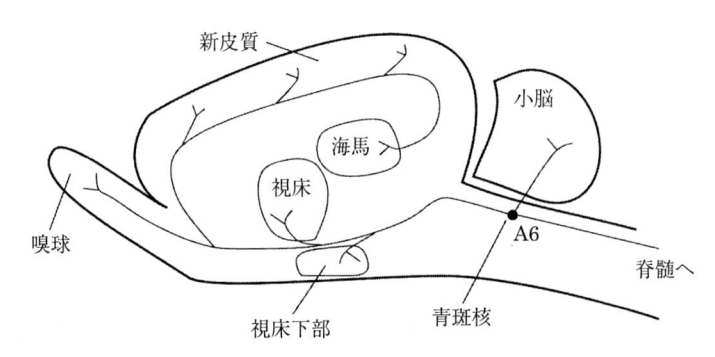

青斑核を構成するノルアドレナリン作動性神経は中枢神経系のほぼ全域に投射している。扁桃体も主要な投射先である。ただし，図に示した断面よりも外側にあるために図中には示していない。

図2-14 ラットにおける青斑核と青斑核ニューロンの投射先

するための電極をサルやラットの青斑核に埋め込み，坐骨神経を刺激したり，痛みを与えたり，眼球に空気を当てて驚かせたり，さらには変化に富んだ環境に入れるなどの操作を行うと青斑核の細胞が賦活されることを明らかにした（Aston-Jones et al., 1999）。また，視床下部から放出されるCRHの投与によっても青斑核の細胞が賦活することが明らかにされている（Valentino & Foote, 1988）。さらに青斑核の活動は睡眠―覚醒のリズムにも密接に関与していることがよく知られている。このように青斑核の賦活は自律神経系の交感神経系を賦活することから，からだは発汗し興奮する。そのために体表面上の汗が蒸発する過程で体温は低下するであろうし，蒸し暑くてだるくなっているからだは興奮により一時的にシャッキリするはずである。興奮によるドキドキ感も加わって，夏には怪談という文化が浸透していったものと考えられる。

　安全に恐怖を楽しむもうひとつの方法にホラー映画をあげることができる。なぜ恐怖を生じさせる映画を自ら積極的に観ようとするのか。この一見矛盾した人の行動はホラー・パラドックス（恐怖の矛盾）と呼ばれ，研究者の興味の対象となってきた。そもそも映画の中で，主人公が殺人鬼に追い回されるのを見ている時に感じる恐怖と自分が殺人鬼に追い回される時に感じる恐怖は同じなのだろうか。アメリカのインディアナ州にあるパルデュー大学のスパークスによれば，それらはほぼ同じである。彼は，ホラー映画を見ている人の精神生理学的な反応を計測した。すると，心拍や手掌の発汗は増加し，皮膚温度や血圧は上昇し，筋緊張は高まっていた。これは交感神経系の亢進を示唆する所見であり，現実生活における恐怖やストレスに対する反応と同じであった。

　不快なはずのストレス状態になることを，なぜわれわれは好むのであろうか。ひとつの可能性としてストレス誘発性鎮痛があげられる。ストレス誘発性鎮痛とは，ほ乳類において痛みを抑える生得的な反応で，恐怖や不安，ストレスなどを感じている間やその後に生じる内因性の痛み抑制システムである（Butler & Finn, 2009）。いくつかのメカニズムが明らかにされているが，比較的重篤でないストレスは内因性のオピオイド系を賦活し鎮痛作用をもたらすと考えられる。たとえばマレックらは，軽度のストレスとして32度の暖かい水の中で

ラットを3分間泳がせた後，ホットプレートテストを実施した。ホットプレートテストとは，ラットを小さな箱に入れ床下からラットの足底を徐々に暖めていき，ラットが熱いと感じて足を引っ込めるまでの時間や温度を測定する方法で，痛覚の変化を評価することができる。この実験を行い，彼らは軽度のストレスが痛覚を抑制することを確認した。そしてこの軽度ストレスによる痛覚抑制作用が内因性オピオイドの作用を阻害するナロキソンの投与により消失することを明らかにした（Marek et al., 1992）。

　オピオイドとは，オピオイド受容体に結合して効果をもたらす物質の総称で，体内に由来するという意味の内因性のオピオイドとしては $\overset{ベータ}{\beta}$ エンドルフィン，体外から摂取するものという意味の外因性のオピオイドとしてはケシから抽出されるモルヒネなどがあげられる。いずれも鎮痛作用をもつだけでなく多幸感をもたらす。またβエンドルフィンは，腹側被蓋野から側坐核へと入力する$\overset{エーテン}{A10}$神経を刺激することで脳内報酬系を賦活させる。恐怖やストレスを求めてしまう一見逆説的な行動には，このような神経メカニズムが関与している可能性がある。

　そのほかにも，恐怖映画の鑑賞を一種の通過儀礼のようなものと考え，困難な状況を乗り越えるだけの能力が自分にはあることを確認するために，そのような恐怖を求める欲求が生じると考える研究者もいる。また別の研究者は，若者は単に大人が眉をひそめるという理由によりそのような映画を好むのではないかと考えたり，現実の恐怖や暴力に耐えるための練習，すでに起こった事件の恐怖感を弱めるためであると考えたりもしている。映画の中の暴力シーンを観ることで，自分の中にある同様の欲求を満足させる象徴的カタルシス作用も考えられている。しかしながら，暴力的な映画を見ることで，現実生活においても暴力的な傾向が現れやすくなってしまうという好ましくない調査結果も報告されている。

　カンターらは150人の大学生を対象に実施した調査で，回答した学生の90％が児童期や思春期にテレビ番組や映画などで怖い思いをしており，さらに26％もの学生がいまだにその影響で不安を感じることがあることを明らか

にした。すなわち，4人に1人は子どもの頃に観てしまった怖いテレビ番組や映画のせいで何らかの不安を抱えており，ドアのバタンと閉まる音に飛び上がってしまったり，電気を消して眠ることができなかったりするといった比較的軽い症状にとどまらず，不眠に陥ったり映像と同じ状況になることを避けるというPTSDと似た症状を示す（Harrison & Cantor, 1999）。成人してから自己の判断でショッキングな映像を見る場合には個人の責任を問うこともできる。しかしながら，そのような選択ができない子どもが，親の配慮のなさやテレビのコマーシャルなどで一方的にショッキングな映像にさらされてしまった場合は悲劇である。

(安部博史)

トピック5

0.9% NaCl

　NaCl，塩化ナトリウム，簡単に言えば塩のことである。その濃度が0.9%の液体は，われわれ生物にとって重要な意味をもつ。生理食塩水と呼ばれるほのかにしょっぱい味のする液体である。本来は，浸透圧，イオン組成，pH（ペーハー）などがわれわれの細胞や組織を正常な機能で営むうえで重要な条件となっており，それらをふまえて作成された液体はリンゲル液などとも呼ばれる。このうち，塩化ナトリウムにより浸透圧のみを調整した液体が生理食塩水である。

　汗をかくと，皮膚の表面が白っぽくなることがある。塩の結晶である。本来は体内にあったはずの塩分が汗とともに体外に排出されたのである。したがって，汗を多くかけば体内の塩分バランスが崩れる。熱中症予防のために水分と同時に塩分補給が求められる理由もわかるだろう。しかし，多量の塩分を摂り過ぎるのも問題である。脳卒中の原因として，塩分濃度の濃い食事もひとつにあげられている。

　風呂に長い時間つかっていると，皮膚がぶよぶよになってくる。これは湯船

の湯が真水だからで，浸透圧によって体内の塩分が湯に溶け出したために起こった現象である。したがって，もしも湯船の湯が 0.9% NaCl であれば，たとえ長湯になっても皮膚に変化は現れない。体内と湯船の湯が同じ塩分濃度だからである。

　塩分はわれわれのからだの健康維持にとって必要不可欠な物質であるが，その摂取が多くても少なくても問題になる。上手なつきあい方が必要だろう。

（古川　聡）

3　他者に共感する時

　日常生活においては，他者の感情を推測し理解することが求められる。たとえば，挨拶のような何気ないやりとりから相手の機嫌をうかがうことができなければ，交渉に失敗してしまうかもしれない。場合によっては，怒らせてしまうことすらあるかもしれない。また，楽しそうにしている人のまわりに人が集まるのは，その楽しさが感染するかのように自分も楽しい気分になれることを知っているからである。われわれは他者の感情をどのように読み取っているのだろうか。心理臨床の分野では共感的理解ということばが使われるが，われわれはどのように相手の思考や感情に共感するのだろうか。

● 社会的知覚

　他者のこころのありようや意図の正確な理解を可能にする情報処理過程は社会的知覚といわれる。この社会的知覚においては，「心の理論」（Premack & Woodruff, 1974）が重要な役割を果たしている。プレマックとウッドルフは，自分自身および他者のこころの状態，たとえば目的，意図，知識，信念，思考，

疑い，振り，好みなどを推測することができる場合，その個体は「心の理論」をもつと考えた。理論と名づけたのは，本当のこころの状態は客観的に観察することは不可能だからであり，目に見える行動から予測するしか方法がないからである。

ヒトにおいて「心の理論」が獲得されているか否かを判定する簡便な実験として，サリーとアンの課題が知られている（図2-15）。この課題では，実験対象となる子どもにサリーとアンという2人の登場人物によるやりとりを呈示し，その後いくつかの質問をする。具体的には，サリーとアンのやりとりとは次のようなものである（Baron-Cohen et al., 1985）。
① アンが見ている前でサリーがおはじきをサリーのバスケットに入れる
② サリーが退室する
③ アンはサリーのおはじきを別の箱に移す
④ サリーが帰ってくる

このようなやりとりを見ていた子どもに，「サリーがおはじきを探すのはどこか」「今，おはじきはどこにあるか」などを質問する。今おはじきがあるのは箱の中であるが，サリーはおはじきが移動されたことを知らないため，おはじきはバスケットに入っていると思っているはずであり，そこを探すはずである。すなわちこの問題に正しく回答するためには，他人が自分とは異なるこころの状態をもつことを理解している必要がある。健常な子どもが正しく回答できるようになるのは4歳頃からで，その時期に「心の理論」が獲得されることが推測される。一方自閉症児においては，5歳児相当の言語的能力をもち，かつ12歳前後の生活年齢であっても，その8割が「サリーは箱の中を探す」と誤った回答をする。このことから「心の理論」の獲得の遅れが，自閉症における社会性の障害の主要な原因となっている可能性が推測されている。

「心の理論」が必要とされるような課題を遂行している時の脳活動をfMRIによって検討した報告では，後頭葉よりやや前方に位置する上側頭溝領域や扁桃体などの関与が示唆されている。しかしながら，これらの領域がどのような機能を分担し，他の脳領域と協調しているのかについてはまだわからないこと

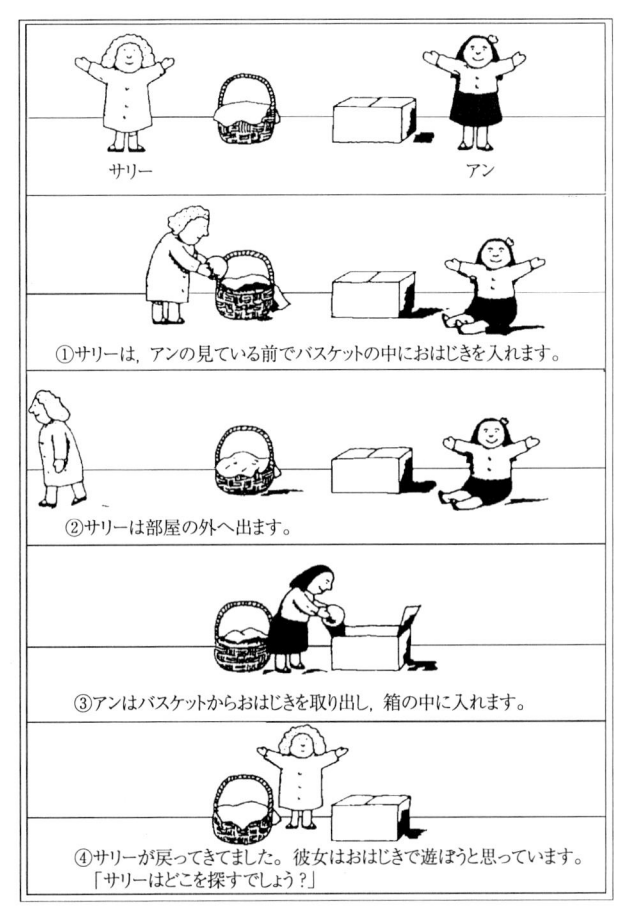

①サリーは，アンの見ている前でバスケットの中におはじきを入れます。

②サリーは部屋の外へ出ます。

③アンはバスケットからおはじきを取り出し，箱の中に入れます。

④サリーが戻ってきてました。彼女はおはじきで遊ぼうと思っています。「サリーはどこを探すでしょう？」

サリーとアンのやりとりを見た子どもに対し，「サリーがおはじきを探すのはどこか？」「今，おはじきはどこにあるか？」などを質問する。おはじきは箱に入っているが，サリーは移動したことを知らないので，バスケットの中を探すはずである。

図 2-15 サリーとアンの課題（Frith et al., 1991 を改変）

も多い。その一方で，次に述べるミラーニューロンのような社会的知覚にきわめて重要であると考えられる神経細胞の存在が発見され詳細な検討が行われている。

● 他者の感情を直接感じるミラーニューロン

　他者に共感する時，われわれはまず相手の表情や思考を読み取り，過去の自分の経験と照らし合わせ，そして自分の感情をそれに同期させるという段階的かつ継時的な情報処理を行っているような印象がある。しかしながら，他者の感情や思考の理解を可能にする直接的なメカニズムが存在することも発見されている。そのようなメカニズムは，他者の内面を映し出す鏡のようだということでミラーニューロンシステム，あるいはミラーメカニズムと呼ばれる。
　リゾラッティらのグループは，サルのF5野と呼ばれる運動野の神経活動と特定の行為との関連を調べるために，その領域に電極を設置したサルがさまざまな行為を行っている時の神経活動を記録していた。そして，サルが皿の上に置かれた干しぶどうをつかむと活動するニューロンを見つけたのである。ここからが驚くべきことで，そのようなニューロンの中に，研究スタッフが同じように皿の上に置かれた干しぶどうをつかむのを見ている時に活動するニューロンがあることがわかった。つまり，他者の行為を観察することと自分がその行為を実際に行うこととを区別しないで応答するニューロンが存在していたのである。自他の行為を関係づける脳内メカニズムは，これまで想定されていたような高次の脳内メカニズムを必ずしも必要とせず，少数のニューロンの活動レベルで実現されていたのである。
　またこのようなニューロンの中には，単純な手の動きだけでなく，その動きの目的をも識別するものがあることがわかってきた。たとえばウミルタらは，2種類のペンチを使った巧みな実験を行った。通常のペンチは柄を握ることにより物を挟む。このような普通のペンチと，逆に柄を握ることをやめると物を挟むことができる特別なペンチを用意した（図2-16）。つまり，物を挟むという目的を果たすために2つのペンチはまったく正反対の手の動きをしなくてはならない。実験の結果，F5野においてそのような正反対の手の動きに対して応答するニューロンが見つかったのである。物をつかんだり挟むというその行為の目的が，運動野におけるニューロン活動のレベルで識別されているのである

(Umilta et al., 2008)。さらにリゾラッティらは，ヒトが悪臭を嗅いで嫌悪を感じた時と，映像の中で他者が悪臭を嗅いで嫌悪の表情をしているのを観察している時に，島皮質という同じ脳領域が活性化することを示した（Wicker et al., 2003）。これらの結果は，われわれが他者の行為やその意図，その時の感情などを，あたかも自分が経験しているかのように理解している可能性を示唆している。そしてこのような当初の予想よりシンプルな神経メカニズムが，「心の理論」の生物学的な基盤になっている可能性が指摘されてきた。

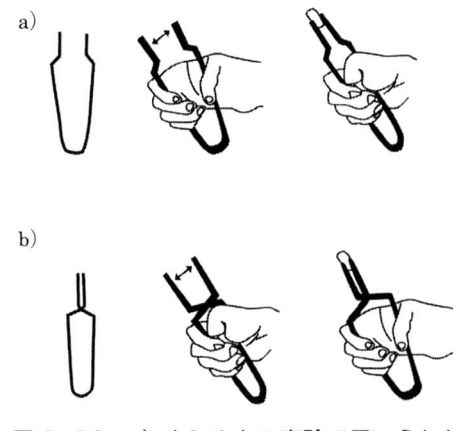

図2-16 a）ウミルタの実験で用いられた通常のペンチとb）柄を握ることをやめると物を挟むことができる特殊なペンチ
（Umilta et al., 2008を改変）

● 自閉症はミラーニューロンシステムの障害なのか

　自閉症やアスペルガー症候群は広汎性発達障害のひとつに分類される。この障害は脳の機能障害を背景とし，社会性の障害，コミュニケーションの障害，行動や興味が限定的，反復的，常同的であることなどの特徴がある。とくに社会性の障害と関連して，自閉症においては「心の理論」の発達が遅れていることが指摘されており，その神経生物学的な基盤としてミラーニューロンシステムの障害が示唆されるようになった。

　たとえばラマチャンドランらのグループは，脳波を用いて自閉症児のミラーニューロンシステムについて検討を行った。彼らは，随意的に手を開いたり握ったりすると脳波の μ 波と呼ばれる成分が抑制されること，他者が手を開いたり握ったりしているのを見ている時にも同様の抑制が生じることを利用し

た。まず最初に，定型発達児と自閉症児の両者において，自分が随意的に手を開いたり握ったりする時にμ波が抑制されることを確認した。その後，他者が手を開いたり握ったりしているのを観察している時のμ波の抑制を調べたところ，定型発達児においては自分がその行為を行った時と同様にμ波の活動が抑制されていたのに対して，自閉症児ではそのような抑制がみられなかったのである。このことから自閉症児においてミラーニューロンシステムが障害されている可能性が示唆された（Oberman et al., 2005）。

しかしながら，ミラーニューロンシステムの働きが障害されていたり，心の理論の獲得が遅れていたりするからといって，自閉症児が他者の行為の意図をまったく理解することができないというわけではない。われわれが他者の行為の意図を理解する時には，ミラーニューロンシステムだけでなく，ある行為の意図やある物体に対する行為がどのような意図で行われるのかについての経験的な知識も利用しているからである。

ボリアらは，自閉症スペクトラム障害の子どもと定型発達の子どもを対象に，電話の受話器部分を握っている写真と電話機本体の側面を握っている写真を呈示して，何をしているのかを尋ねた（図2-17）。ほとんどの子どもは「電話を握っている」と正しく回答することができた。次に同じ図版を使ってなぜ握っているのかと尋ねた。すると，受話器を握っている写真に対しては両群とも同じようにほとんど間違えることなく「電話しようとしている」と答えた。しかしその一方で，電話機本体の側面を握っている写真では，「電話機（本体）を置こうとしている」というのが正しい回答であるが，自閉症スペクトラム障害群において多くの誤反応が報告された。この実験から，自閉症においては対象となる物の機能や役割，すなわち電話の場合は「電話はかけるもの」という知識から他者の行為の意図を類推することは可能であるが，必ずしもその物の機能や役割と密接に関連しておらず，手と物の関係やその文脈から行為の意図を推測するような場面，たとえば電話機本体を机の上に置くような場合で困難さがあることがわかった。このような結果に対して，障害がない定型発達者においては2つの方略を利用して他者の行為の意図を推測していたと考えられ

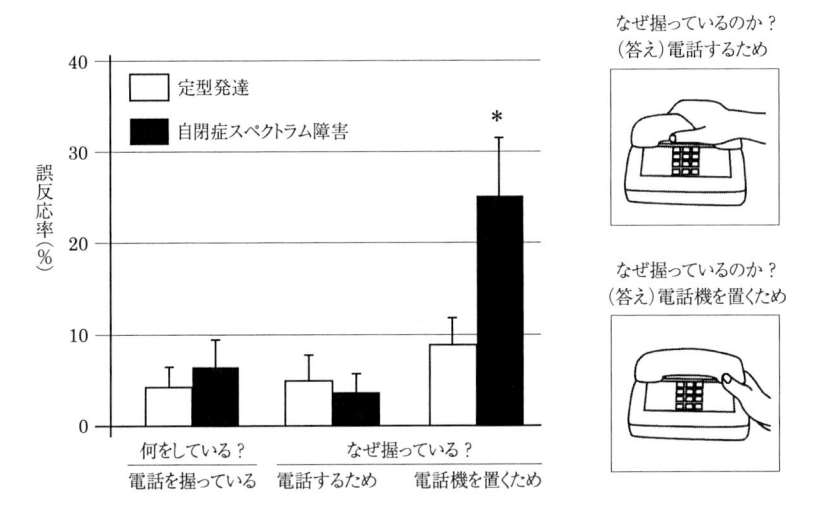

電話やブラシのような日常的な物体を手で扱っている複数の写真が1枚ずつ呈示される。「何をしているのか」と尋ねられると，上の例では「電話を握っている」が正解である。その後，「なぜ握っているのか」と尋ねられる。それぞれ「電話するため」または「電話機を置くため」が正しい回答である。自閉症スペクトラム障害においては，「電話機を置くため」という反応においてのみ，有意に多くの誤反応がみられる。

図2-17　自閉症スペクトラム障害における動作の意図の理解に関する実験
（Boria et al., 2009 を改変）

る（Boria et al., 2009）。

● オキシトシンは優しい気持ちになれる物質

　このような自閉症における社会性の障害を改善する治療薬の候補のひとつとしてオキシトシンがある。オキシトシンは，視床下部から分泌されるホルモンで，血液によって脳を含む全身に運ばれる。これまでオキシトシンは，分娩や出産前後の乳汁の分泌と関係が深いことが知られており，母性による養育行動との関連が知られていた。たとえば多くの齧歯類において，出産を経験していない雌ラットは仔ラットにはまったく無関心か，むしろ接触を積極的に避けようとする。しかし，そのような雌ラットも自分自身が出産の前後になると大きく

行動を変化させる。例えば、巣づくりをしたり、巣からはぐれた仔ラットを優しく口でくわえながら巣に戻したり、なめたり毛繕いをしたりして子育てをする。

　このような養育行動の発現にオキシトシンが重要な役割を果たしていることがペダーセンらの実験によって明らかにされた。彼らは、交尾経験のない雌ラットの脳室内にオキシトシンを投与した。すると、オキシトシンを投与されたラットは2時間以内に仔ラットに対して養育行動を示したのである（Pedersen & Prange, 1979）。また、オキシトシンは生殖器や子宮頸（けい）の刺激によっても分泌されることが知られており、性行動との関連も指摘されていた。ウィリアムズらは、雌のハタネズミにオキシトシンを投与すると、雄のパートナーとの絆（きずな）が形成されることを明らかにした（Williams et al., 1994）。このことは、交尾によってカップルが形成されたり、その絆が強まったりすることと関連しているであろう。

　それに加えてヒトを対象とした検討からも、オキシトシンが信頼感を増強したり、相手の目のあたりを見つめる行動を増加させたり、さらには他者の表情から感情を推測する能力を高めることが報告されている。コスフェルドらは、2人の人間の間で相手を信頼して大金を預けるほど最終的に2人の取り分となる金額が増えるが、どちらかが裏切ったり、裏切りを恐れて少額のやりとりしか行わなかったりすると、結果的に2人の取り分が少なくなってしまう信頼ゲームを用いて、信頼感に対するオキシトシンの効果を調べた（Kosfeld et al., 2005）。その結果、オキシトシンを鼻から吸引した者はそうでない者よりも、より高い金額を相手に預けることがわかった。信頼が関係しないやりとりではこのようなリスクをとる行動はみられなかったことから、オキシトシンが気分そのものを変化させたり冷静さを失わせたりしたためにこのような結果が生じたのではない。オキシトシンが他者を信頼させ、自分が損をしてしまうリスクを過小に見積もらせていたことが示唆されるのである。

　オキシトシンと同様に視床下部から分泌されるバソプレッシンというホルモンは、夫婦の絆の形成という面で、とくに雄において影響を及ぼしている可能性がある。哺乳類のうち約5％が一夫一妻の関係を維持すると考えられている。

プレーリーハタネズミもヒトと同様に一夫一妻で，交尾後に絆を形成して父親も子育てに参加する。一方アメリカハタネズミは一夫多妻で，交尾後雄は雌の元を去り，母親のみが子育てを行う。この両者の脳を調べたところ，一夫一妻のプレーリーハタネズミの前脳基底部におけるバソプレッシン受容体の数が，一夫多妻のアメリカハタネズミよりも多いことがわかった（Insel et al., 1994）。さらにリムらは，一夫多妻のアメリカハタネズミの前脳基底部に，バソプレッシン受容体が増加するような遺伝子組み換えウィルスを注入したところ，驚いたことにアメリカハタネズミが特定のパートナーと一緒にいる時間が増加した（Lim et al., 2004）。この結果は，前脳基底部にバソプレッシンが作用することが夫婦間の絆の形成に重要な役割を果たしていることを明らかにしたのである。

　これらの物質を社会性の障害を抱える患者の治療薬として利用するための検討が始まっている。たとえば，自閉症スペクトラム障害の患者においてはオキシトシンの産生ができない動物と類似した社会性の障害がみられることを主張する研究者もおり，オキシトシンの補充が自閉症における社会性の障害を改善する可能性が検討されている。また，社交不安障害，境界性人格障害，強迫性障害，抑うつ，統合失調症などとオキシトシン系やバソプレッシン系の異常が関係するという指摘もなされており，これらの物質の投与が治療につながる可能性がある（Heinrichs et al., 2009）。

（安部博史）

トピック 6

脳の働きを画像化する

　本書では，われわれのこころの多様な機能についての解説がなされている。愛情や不安を感じたり，何かを新しく記憶するといったこころの働きは，脳の活動によるものである。したがって，何か行動している時の脳の活動の様子を詳しく測定することができれば，脳とこころの働きに関する理解をさらに深め

ていくことが可能となる。

　脳の働きとは，神経細胞の活動の集合である。この神経細胞の活動をとらえて画像表示することできわめて有用な情報が得られるが，その手法は次の2つに大別できる。ひとつは神経細胞の電気的活動をとらえる手法であり，EEG（イーイージー）とMEG（エムイージー）がこれに相当する。活発に機能，すなわち興奮している神経細胞では電気的活動が上昇するため，脳のどの領域の電気信号が高くなっているかをMEG等で画像化することにより，その領域がどのような精神活動に関係しているかを知ることができる。もうひとつは少し間接的な計測法となるが，神経細胞の活動上昇にともなう血流量の増加をとらえる手法である。fMRI（エムアールアイ），PET（ペット），NIRS（ニルス）がこれに相当する。神経細胞が興奮することによってエネルギーが消費されるため，酸素と栄養を補給するためにその神経細胞周囲に流れ込む血液の量が一時的に増加する。ある精神活動を行っている最中に脳のどの領域の血流量が増加しているかをfMRI等で画像化することで，その領域がどういったこころの機能にかかわっているかを知ることができる。

　これらの計測手段は，空間分解能（画素の細かさやつくり出せる画像の質）と時間分解能（測定の細かさ，たとえば10秒間あたりの画像枚数），その他の特性に一長一短がある。このトピックの末尾に，それぞれの特徴の対比表を載せたのでご覧いただきたい。互いの欠点を補うために，複数の計測方法を組み合わせて実験が行われることもある。たとえば，同じ実験協力者からfMRIとEEGを計測して結果を総合することで，空間分解能と時間分解能の両面で質のよいデータを得ることができる。

　以下では，脳研究に使われる画像化の方法について簡単に紹介しよう。

(1) fMRI（機能的磁気共鳴断層撮影法：functional Magnetic Resonance Imaging）
　　スポーツ選手の肘や膝の故障の診断方法として，MRIという医療検査の名前をよく耳にする。MRI装置は，水素原子からの磁気共鳴信号を検出し，信号の強弱を2次元的（平面的）または3次元的（立体的）に表示する。水の分子は，水素原子2つと酸素原子1つから構成されており，脳を含む人体の80％余りが水分から構成されているため，MRIを用いることで人体内部

の構造を詳細に画像化することが可能になる。ただし，通常のMRI撮像法では，脳の構造を非常に鮮明に画像化することができるが，脳のどの部分の神経細胞の活動が高いあるいは低いかという機能的な情報を得ることは難しい。

そこで，fMRIあるいは機能的MRIと呼ばれる特殊な撮像法を使って，活動中の脳を連続的に撮影する。fMRI画像では，脳血流量が増えている場所の磁気共鳴信号が高くなり，血流量の低い場所の信号が低くなる。空間分解能は非常に高いが，時間分解能はやや劣る。また，磁気共鳴信号を得るための高磁場，つまり非常に強力な磁石が必須なため，金属を含む実験機器の持ち込みが不可である。さらに撮像時の騒音が大きいために，聴覚刺激を用いた心理学的実験を行うことが難しいという制約がある。

(2) PET（ポジトロン断層法：Positron Emission Tomography）

がん検診の方法としてよく知られている。PET装置は，陽電子（ポジトロン）と呼ばれる粒子が人体内部で崩壊するときに放出される光子（電磁波）を検出し，信号の強弱を2次元的あるいは3次元的に表示する。活動中の神経細胞やがん細胞ではエネルギーの消費量が高まっているため，その近辺では血流量や酸素代謝・ブドウ糖代謝が増加する。これらが増加する体内組織に集まる性質を持つ特殊な化学物質（トレーサー）を陽電子で標識してから被験者に投与し，PET撮像を行う。すると脳のどの領域にトレーサーが集積されるかを画像化できるので，活動中の脳領域がどこであるかを知ることができる。時間分解能はかなり低いが，トレーサーの種類を変えることで非常に多彩な臨床検査を行うことができる。反面，トレーサーの合成のための大がかりな施設が必要である，腹部レントゲン検査よりは低いものの被験者がわずかながら被曝するという制約がある。

なお，PET検査中に受ける放射線は，トレーサーから放たれる陽電子そのものである陽電子線（β（ベータ）＋線）と，陽電子と電子が体内で光子へと変化する時に発生する電磁波のγ（ガンマ）線である。検査時に投与されたトレーサーは数時間以内に放射線を放出する性質を失い，またトレーサー自体も尿として体

外へ排出される。

(3) NIRS（近赤外線分光法：Near Infrared Spectroscopy）

　奇跡的な帰還を果たした宇宙探査機はやぶさにもこの装置が搭載され，小惑星イトカワの地表鉱物の測定を行った。NIRS装置では，近赤外線と呼ばれる周波数帯の光を照射し，吸収される度合いを記録する。近赤外線は，頭皮や頭蓋骨を通過することができ，血流量や酸素代謝の変化によって吸収率が変化する。したがって，NIRSは脳の表面に近い部分の神経活動を記録するのに適した測定方法である。空間分解能は低いものの，装置を装着したままからだを動かすことが可能というメリットがあり，就学前や発達障害の児童を対象とする研究にも適している。また装置が安価なため，規模の小さな研究施設でも導入しやすい。なお日本国内，とくに医療関係施設では，NIRSの表記の代わりに光トポグラフィーという商標名が使用されることも多い。

(4) EEG（脳波記録法あるいは脳電図：Electroencephalography）

　一般的にはEEGというこの表記を眼にすることはほとんどなく，単に脳波検査等と呼ばれている。EEG装置は脳の電気的活動を測定し，測定電極ごとの信号波形を記録する。動物実験では脳内に測定電極が直接刺入されることもあるが，ヒトの場合は頭皮上に電極が装着される。このトピックで紹介される手法の中ではもっとも古典的なものであり，ヒトの脳波研究はすでに90年近い歴史をもっている。他の手法に比べると信号発生源を画像化しにくいという欠点はあるが，時間分解能が高く，測定装置と測定および解析手法が十分に完成されているため，現在も脳研究において広く使用されている。

(5) MEG（脳磁図：Magnetoencephalography）

　脳内の神経細胞が活動する際には電気信号が発生し，この電気信号は脳内の磁場の変化を誘導する。MEG装置は，この磁場変動を高感度に測定することによって脳内の電気活動の様子を2次元的および3次元的に表示する。MEGはfMRIに比べると時間的な分解能がはるかに優れている。すなわち，人物写真のような刺激を呈示した直後の感情や判断といった瞬間的なこころ

表2-1 脳の働きを画像化する5つの技法の比較

技法	計測対象	測定機器	空間分解能	時間分解能	人体への影響
fMRI	脳血流	大きい	+++	++	高磁場と騒音
PET	脳血流・代謝	大きい	++	+	微弱な放射線被曝
NIRS	脳血流・酸素代謝	小さい	+	++	とくになし
EEG	電気的活動	小さい	+	+++	とくになし
MEG	電気的活動	大きい	++	+++	とくになし

の変化をとらえるのに非常に適した測定法である。このためMEGを導入する研究機関が徐々に増加しているが，その反面，測定データの下処理や分析がかなり複雑で，まだfMRIのような標準化された解析手法とソフトウェアが確立されておらず，今後のさらなる技術的発展が待たれる。

　このトピックで紹介した5つの画像化の技法を比較したのが表2-1である。

(野中博意)

第3章

ことばの世界

　本書も第3章に入る。ここまで読み進めてきた読者のみなさんは，脳の不可思議さやおもしろさに取り憑かれ始めたのではないだろうか。そのような気持ちが生まれるには，本書の文字を読み，理解し，納得することが必要である。場合によっては，他者と感想を言い合いながら深い理解に至ることや別の疑問がわいてくることもあるだろう。音声をともなうかともなわないかの違いはあっても，いずれもことばの働きにほかならない。このように日常的に使っていることばではあるが，その生成と理解には複雑な脳のメカニズムがかかわっている。

　ヒト以外の動物もそれぞれ種固有のことばをもっているにちがいない。しかし，ヒト以上に多様な表現ができる動物はいないであろう。その基礎には大脳皮質の発達がある。脳表面を覆う厚さ2.5mmほどの大脳皮質であるが，その担う機能は多種多様である。とりわけ多くの人の場合，左脳にことばの中枢があり，左脳が機能することがことばの理解と生成に不可欠である。

　ことばの問題というと最初に思い出されるのが失語症であろう。失語症に悩んでいる患者は多い。しかし，失語症とひと口に言っても，ことばが理解できない人もいれば，ことばとして表出できない人もいる。どの脳部位の機能が損なわれたかによって症状が大きく異なることから，大脳皮質における情報伝達経路という視点で失語症について考えてみたい。さらに，多くの日本人が不得手と考える英会話。なぜ不得意なのかの原因を脳科学の面から明らかにしよう。

1　ことばが出てこなくなった時

　聴覚には異常がないのに聞いたことばの意味がわからない。発声器官に問題はないのに話ができない。このような患者は失語症と診断される。必ずしも高齢者ばかりではなく，若年者であっても起こり，こちらが言った通りに言ってもらう復唱だけ，あるいは物を見てその名前が言えないだけという症状を示す場合もある。日常的に使っていることばではあるが，その脳内基盤は複雑だ。

● ことばの働き

　ことばには多様な機能があり，他者への伝達を目的として音声をともなって発せられる外言（がいげん）と自分自身での思考を目的とした音声をともなわない内言（ないげん）に分けることができる。ことばとは，発声をともなうものだけではなく，頭の中をかけめぐる思考もことばの働きなのである。さらにまた，感嘆，ののしり，決まり文句といった感情言語（自動言語）と論理的な思考にかかわる知的言語（命題的言語）の2つの水準があるという指摘もある。感情言語は思わず出てくるような反射的色彩が強いが，知的言語はそうではない。思考の産出物である。

　ことばの具体的な機能として，聴覚的理解，発話，復唱，読みと書字，物品呼称の5つがあげられる。つまり，聞こえた音や書かれた文字を理解する，自ら話をする，他者が発したことばと同じように繰り返し言ってみる，呈示された物を見て名前を答えるなどである。本書の読者は今この瞬間も，この活字を見て読み，それを視覚的に判断して理解し，途中で誰かに声をかけられればその声を聴覚的に理解し，発話をもって対応することができる。これらの情報処理が同時並行的に脳内でなされているからこそ，言語を媒介とした世界が広がっていく。このような働きのいずれかでも困難を来せば，思い通りの自己表現がおぼつかなくなり，他者との滑らかなコミュニケーションも滞ることにな

る。失語症の患者も，これらの機能が障害を来して苦しんでいる。

● ことばの障害

　しかしながら，ことばに障害があるのは失語症だけではない。他者に伝えたい内容をことばにしたり，伝えられたことばを理解したりするのが困難な言語の障害と，ことばを音声に置き換えて発信したり，他者が発する音声を受信したりするところが損なわれたりする話しことばの障害の2つがある。前者の言語の障害に含まれるのが失語症や緘黙，言語発達遅滞などであり，後者の話しことばの障害に含まれるのが構音障害，吃音，口蓋裂にともなう障害，発声障害などである。

　言語の障害である緘黙も発話ができない障害である。しかし，多くの場合は家庭では家族と饒舌なほど話ができるのに，学校や幼稚園に行くとひと言も話せなくなってしまう選択性緘黙あるいは場面緘黙と呼ばれる不適応状態で，幼児期から児童期にかけて起こる。したがってこのような子どもたちはまったく話せないのではなく，何らかの心理的な理由が背景にあることから心因性の障害となり，失語症のような脳の病変による障害とはまったく異なる。

　一方，話しことばの障害の中でもっとも有名なものが構音障害である。そもそもことばを発するには，口から取り入れられた空気が，肺から気管，咽頭，口腔を通り，舌や唇などを動かしながら再び口から排出されることが必要で，そのどこかが適切に機能しないとことばの表出ができなくなる。このような場合が構音障害である。なお構音障害のうち，口蓋裂や脳性マヒなどによって言語表出ができない場合を器質的構音障害といい，そのような器質的な原因による障害がないのにもかかわらず言語表出が難しい場合を機能的構音障害と呼んで区別する。認知症でもことばが出てこなくなることがあるが，多くは人の名前が出にくくなるのであり，失語症のように全てのことばが出てこないのではない。

● 失語症とは

言語機能の障害を総称して失語症と呼ぶ。しかし，言語機能とひと口に言っても，聴覚的理解，発話，復唱，読みと書字，物品呼称など多様な機能が含まれ，どの機能が損なわれたかによって失語症の型が異なる。

1861年にブローカが「タン，タン」としか言えない患者の症例とその後の死後脳の解剖所見を記載し，病巣が左脳にあることを見出した。そして1865年に「われわれは左脳で話す」という有名なことばを残して以来，言語機能と左脳との関連に多大な関心が向けられてきた。さらに1874年，ことばを発することは可能であるのに理解する面に問題がある症例がウェルニッケによって記載されたことが契機となり，言語機能と脳部位との対応を結びつける研究がさかんに行われるようになった。これがひとつの学問大系として発展し，現在では失語症の古典論と呼ばれている。

大脳の表面は大脳皮質と呼ばれ，顕微鏡で詳細に観察すると神経細胞の形態などに相違があり，組織構造という面から大脳皮質全体を52の領域に分けた画期的な研究成果がある。研究者の名前をとってブロードマンの脳地図と呼ばれている。それが図3-1である。上図は左脳の外側表面，下図は図中の黒色部分で示した脳梁で切断し

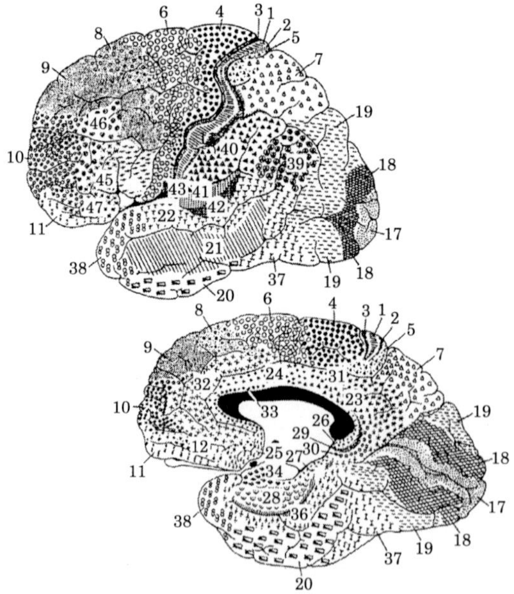

図3-1　ブロードマンの脳地図
（古川，1998をもとに作成）

たときの右脳内側表面を示す。では，ブローカとウェルニッケが見出した失語症患者で病巣があった場所は左脳のどこなのか。ブローカが指摘したのは44野と45野，ウェルニッケが指摘したのは22野の後ろの部分である。脳研究では，脳地図内の数字を使うだけで場所が特定できることから一般的に用いられているものであり，脳部位の損傷と臨床症状を直接的に結びつけるわかりやすい考え方であろう。

　このような解剖学的な研究成果を背景に，リヒトハイムが作成した失語症図式をウェルニッケが修正し，一般的にウェルニッケ―リ

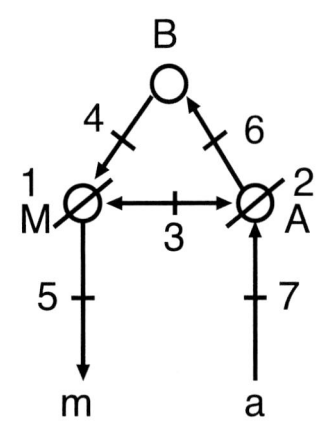

図3-2　ウェルニッケ―リヒトハイムの失語症図式
（浅川，2008）

ヒトハイムの失語症図式と呼ばれる概念図ができあがった（図3-2）。図中のAは音響心像中枢，Mは運動心像中枢，さらにaは感覚器官，aからAの線は感覚器官から脳へ情報が伝わる求心性神経，mは発声にかかわる運動器官で，Mからmの線は脳から発声器官に伝わる遠心性神経を示している。なお，Bは概念がつくられる部位を想定している。つまり，言語にかかわる情報伝達は，視覚的・聴覚的な情報がaからAを通り，2つの経路に分かれた後に再びMを通って末梢のmに向かって伝えられていることを示している。さらに図中の数字は，この場所が損傷するとどのような症状が現れるかを示したもので，ウェルニッケによる診断名と現在用いられている診断名を示したのが表3-1である。

　このような失語症の古典論は，臨床例から脳のどの部位が損傷されているのかを想定できるという利点があるものの，それによってすぐに治療方針が立てられるわけではないこと，典型的な特徴を示さずに中間的な症状を示す多くの患者がいることも事実であることなどから，適用の限界が指摘されて一時期は衰退していた。しかし，ゲシュビントらによって古典論の7類型を基礎にこ

表3-1 ウェルニッケ―リヒトハイムの図式をもとにした失語症の古典論と現在の診断名の比較 (山鳥, 1977)

損傷部位	ウェルニッケの分類名	現在使われている診断名
1	皮質性運動失語	ブローカ失語
2	皮質性感覚失語	ウェルニッケ失語
3	伝導失語	伝導失語
4	超皮質性運動失語	超皮質性運動失語
5	皮質下性運動失語	純粋語啞
6	超皮質性感覚失語	超皮質性感覚失語
7	皮質下性感覚失語	純粋語聾

(表中の損傷部位欄の数字は図3-2に示したウェルニッケ―リヒトハイムの図式中の数字に対応している)

とばが流暢か非流暢か,復唱が可能か不可能かという2つの視点が加えられ,現在では言語聴覚士らが患者へのアプローチ方法を検討する基本的かつ重要な枠組みとなっている。

● **失語症の病像**

では,ことばに関して問題があるために診察室を訪れた患者を診断する場面を想定してみよう。

現在,失語症の診断で最初に判断がなされる第一の枠組みは自発発話の次元である。問診で現在の状況を聞いた時の発話状態が手がかりになる。主としてことばの流暢さをみるもので,話がたどたどしくて少ししか話さない,さらにはまったく話さないとなると,これは非流暢性失語の状態とされる。一方,滑らかに比較的よくしゃべり,文法的にも正しく文として適切な長さをもっているものの理解不能なことばを多く発したりすれば,流暢性失語に分類できる。非流暢性の場合,ことばを発するのに努力を要して発話を開始するのが困難であったり,語の強弱や高低,緩急,リズムなどを含むプロソディーという面に障害があったりする。流暢性失語では,このような特徴を示さないことが前提

である。

　第二の枠組みは理解の障害で，障害の程度によって非流暢性失語を全失語とブローカ失語に，流暢性失語ではウェルニッケ失語と健忘失語にそれぞれ区分することが可能になる（図3-3）。理解の程度は，呈示した物品の名称を答えられるか，聴覚的な理解にもとづいて指示通りに課題ができるか，さらには検査者が言った通りに復唱できるかなどで調べることができる。具体的には，物品呼称では時計やめがね，ボタンなどを見せて名前を答えさせる。聴覚的理解では「手を上げてください」「口を開けてください」という単純なものから，「鉛筆を指差してから時計をさしてください」「右手で鉛筆を持ってください」「鉛筆を右手で持ってください」というような比較的複雑な継時的な要素を含む指示ができるかどうかを調べる。「右手で鉛筆を持ってください」という指示に従うより，「鉛筆を右手で持ってください」という指示のほうが困難になって

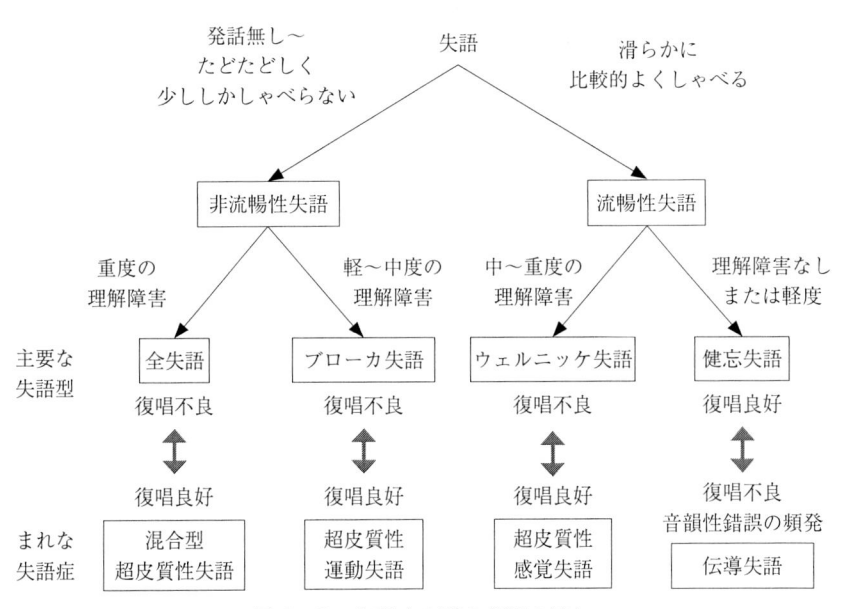

図3-3　失語症の型の分類の流れ
（石合純夫　2003　高次脳機能障害学　医歯薬出版〔石合純夫　2001　失語症　石合純夫（編著）　言語聴覚障害学——基礎・臨床　新興医学出版社を一部改変〕をもとに作成）

いる。復唱は，文字通り言った通りに言わせる課題で，復唱が非常によいということは流暢性が保たれていることにもなる。

　このような枠組みに従って患者の特徴を調べると，全失語，ブローカ失語，ウェルニッケ失語，および健忘失語のいずれであるかが診断できる。しかしながら，必ずしも典型例に合わない症例がいる。その場合にはさらに詳細な検査をすることで，混合型超皮質性失語，超皮質性運動失語，超皮質性感覚失語，それに伝導失語というまれな症例であるかどうかがわかる。

　特定の言語機能にのみ障害を示す純粋型の失語症もある。純粋語啞(じゅんすいごあ)は，聴覚的な理解や読解，書字などは保たれており，筆談による意思表示が可能であるものの，発話に関して強い困難を示す場合である。一方，純粋語聾(じゅんすいごろう)とは，脳に損傷を受けた後，ことばを聞いて理解することが困難になるものの，鳥の鳴き声や救急車のサイレンなど環境音や社会音の認知は良好という特徴を示す。とはいえ自発発話，物品の呼称，音読，読字理解，自発書字などは十分可能であり，聴覚的な理解に限定的な困難をもっている。健忘失語と呼ばれる障害では，流暢に話ができ文法的にも誤りが少ないものの，物の名称が答えられない。実際に物を見せて視覚的な情報を与えても，その物が発する音を聞かせて聴覚的な情報を与えても，さらにはその物を触らせて触覚的な情報を与えても，名前が言えない。そのため，たとえ流暢な会話ができても話の中身がない空虚なものとなってしまう。このような典型的な8つの症例の特徴をまとめたのが表3-2である。

　言語聴覚士が勤務している全国の2441施設を対象として実施された失語症患者の全国実態調査の結果では，患者の63％が男性，37％が女性であり，90％が脳血管障害，さらにその63％は脳梗塞によって失語症になっていた（朝倉，2002）。失語症の型は，図3-4に示したようにブローカ失語が全体の30数％，ウェルニッケ失語が20％ほどを占めていた。

表3-2 失語症の分類と臨床像（WAB失語症検査日本語版，1986を一部改変）

	自発発話	復唱	話しことばの理解	書きことばの理解	音読	自発書字	書き取り	写字
全失語	×	×	×	×	×	×	×	×
ブローカ失語	×（非流暢）	×	△	△〜×	×	×	×	○
ウェルニッケ失語	×（流暢）	×	×	×	×	×	×	○
伝導失語	×（流暢）	×	○〜△	○〜△	×	×	×	○
超皮質性運動失語	×（非流暢）	○（反響語）	×	×	×	△〜×	△〜×	○
純粋語啞	×（非流暢）	×	○	○	×	○	○	○
純粋語聾	○	×	×	○	○	○	×	○
健忘失語	△（語健忘）	○	○	○	△	△	△	○

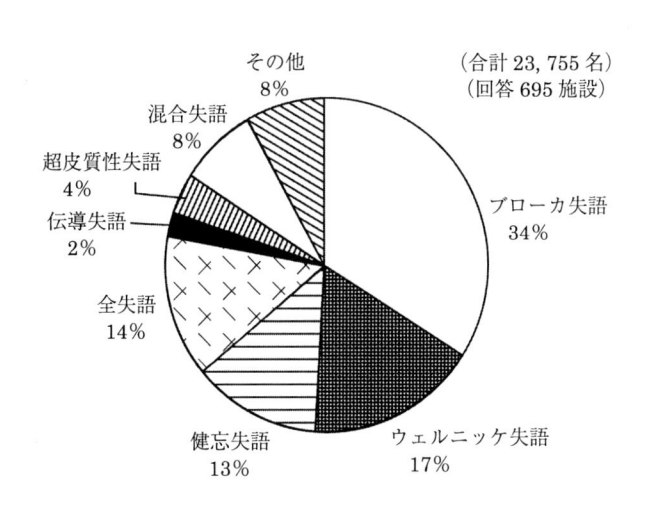

図3-4 実態調査にみる失語症の型（朝倉，2002）

（合計 23,755名）
（回答 695施設）

- ブローカ失語 34%
- ウェルニッケ失語 17%
- 健忘失語 13%
- 全失語 14%
- 伝導失語 2%
- 超皮質性失語 4%
- 混合失語 8%
- その他 8%

● 失語症の脳内メカニズム

再びウェルニッケ―リヒトハイムの図式を見直してみよう。求心性神経を介して文字や音声といった言語情報が音響心像中枢であるウェルニッケ野に伝えられる。しかし、この部位に損傷があれば、視覚野や聴覚野に伝えられた情報の意味が理解できない。でも発話機能を司るブローカ野は正常なために流暢な発話はできる。しかし意味をなす話ができない。理解ができないので復唱もままならない。このように、視覚や聴覚を介して脳内に伝わった言語情報の最初の処理を行うウェルニッケ野とその周辺の角回のあたりが損なわれると、多様な言語機能が失われてしまうことがわかるだろう。

このようなウェルニッケ失語に対して、運動心像中枢のブローカ野に病巣があって機能が損なわれると、そこまでの経路は保持されているので、話しことばや書きことばの理解はある程度できる。しかし、発話しようとするとかなりの努力を要し、ほんの数語の短文しか話せない。非流暢性失語の典型的な特徴を示す。ブローカ野周辺の損傷は、どこまで理解できているか、どのような意思や欲求をもっているかを表出する手段を失ってしまうといえる。

ウェルニッケ野で受け取った情報をブローカ野に伝達する部分が弓状束である。ことばを理解する機能が保たれているので話しことばも書きことばも十

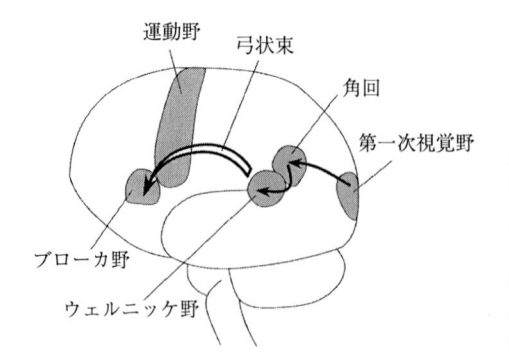

眼球から入った視覚情報としての文字は、第一次視覚野から角回、ウェルニッケ野に送られ、さらに弓状束を通ってブローカ野に送られ、運動野の働きにより音声言語としての反応が生じる。このような情報伝達の流れを左脳表面から示した。

図3-5 文字言語の理解と表出にかかわる脳内メカニズム

分に理解できるものの，理解したことに適切に反応することができず流暢ではあるものの自発発話に障害が生じる。そして復唱ができないことが，弓状束に病巣がある伝導失語の特徴といえる。このようなことばにかかわる脳内メカニズムを図示したのが図3-5と図3-6である。図3-5に示した脳表面での情報伝達の流れに対して，図3-6では脳の水平面で伝達の流れを示した。目から入った文字情報は視覚野から一次視覚野を経て視覚連合野から角回へ，耳から入った聴覚情報は聴覚野から一次聴覚野を経て聴覚連合野から角回へ送られ，さらにウェルニッケ野から弓状束を介してブローカ野に伝達された後，運動野の働きでことばを発したり文字を書いたりしていたのである。

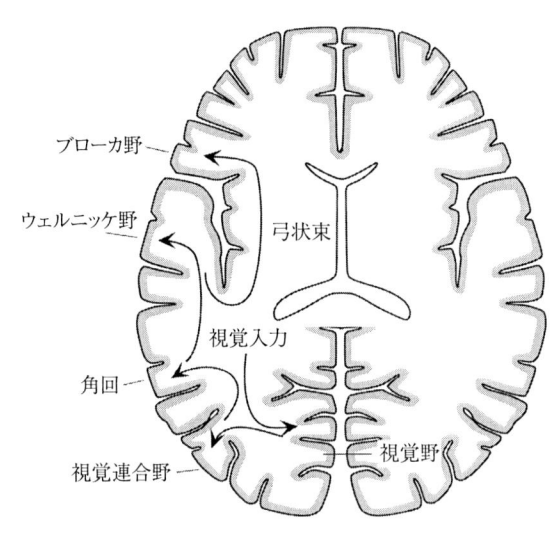

図3-6 文字言語の理解と表出にかかわる脳内メカニズム

（古川　聡）

トピック7

有意な差

本書の中にも何カ所か，「有意な差が得られた」「その差が有意であった」などという文言がある。これはどのような意味か。あるいは，有意であることが

それほどまでに重要なのか。

　たとえば，学生に次のような質問をしたとしよう。古川先生は好きですか。10名の学生に尋ねたところ，6名が嫌い，4名が好きと答えた。そこで得られた結論は，60％の学生が嫌いと言っていることから古川先生は学生に嫌われているにちがいない。だが，たかが10名の学生の反応に過ぎないではないかという声も聞こえてくる。そこで1000名の学生に同じ質問をしたところ，600名が嫌い，400名が好きと言った。結論は，もちろん60％の学生が嫌いと言っているのだから嫌われているにちがいない。今度の結論には異論は聞こえてこない。

　つまり，同じ60％であっても，その算出の母体となった学生数によって結論の妥当性は異なるのである。そこで重要になるのが推測統計学という学問で，実験で得られた結果が本当に差があるものなのかどうかを数学的な根拠でもって示してくれる優れものである。ただし，たとえ数学的に調べても絶対という結論を得ることはできない。たとえば，実験をした結果，薬物を投与した群のほうがしなかった群よりも学習成績が優れていた場合，同じ実験を何回繰り返しても同じように実験群が優れているという結果に常になるとはかぎらない。そこで，実験群のほうが優れたという結果がもし偶然であったとすれば，その確率はどれくらいかを計算し，その確率が100回中5回以下というように非常に少ないことが推測されたら，その結果を偶然と考えることは妥当ではなく，実験群のほうが有意に優れていたと結論づけている。

　科学論文を読んだ時，結果の文章の途中にtやF，さらには$p<.01$などの数字やアルファベットが小さく書かれていることがある。これが統計学的な処理をした証拠で，2つのグループの平均値の差であればt検定，3つ以上のグループあるいは2つ以上の要因がかかわっていれば分散分析法などが用いられている。

（古川　聡）

2　英語で話しかけられた時

　国際的に活躍できる人材育成を目標として，社内の公用言語を英語へ切り替えることを試みる企業や，英語による授業を積極的に取り入れる学校が現れている。また 2011（平成 23）年 4 月からは，小学校 5・6 年生を対象に英語教育の授業が必修化された。インターネットの普及と Google 等の情報検索サイトが提供する翻訳機能の進歩により，われわれが英語に触れる機会は 21 世紀に入ってから飛躍的に増加した。英語教材や英語教室の広告も，一般紙で毎日のように見かけるはずだ。しかしながら，日本で生まれ育ったわれわれにとって，英会話によって意思疎通を行う能力の習得は依然として困難であり続け，日本人の大半は街角で海外旅行者から英語で話しかけられることをできうるかぎり避けたいものだと感じている。なぜ私たち日本人はこれほどまでに英会話を苦手としているのだろうか。

● 日本語がもつ音韻的特徴の影響

　第二次世界大戦後の教育課程の改革や高等学校への進学の一般化を経て，現在では日本人の成人の大多数が 6 年間以上の英語教育を経験するようになっている。この結果，少なからぬ割合の日本人が標準的なレベルの英文ならば読解しうるだけの能力を有するようになった。しかしながら，会話によるコミュニケーションということに話をかぎれば，英語教育の十分な成果が得られているとは到底言えず，英語下手な国民という不名誉なレッテルが日本人に貼り付いたままである。

　日本人が L と R の聞き分け（図 3-7）を非常に苦手としていることを実験で示した 40 年程前の論文がある。その中で，英語で書かれた本を読むぶんには非常によく理解できるという日本人は多く存在するが，そういった人たち

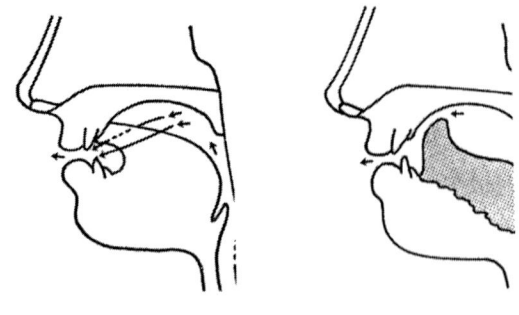

図 3-7 L（左）と R（右）の発音における口腔内の相違（アカデミー学院, http://www.academygakuin.com/blog/2010/10/r_1_1.html より転載）

のほとんどが英会話を相当の苦手としており，これは，英語，フランス語，ドイツ語等の外国語を学ぶ日本人がもつ一般的な特性といえる（Goto, 1971）という指摘がなされていた。残念ながらこの状況は，現在にまで引き継がれたままになっているようである。

　同じアルファベットを文字として使用し，文法的にも英語との類似点が多い言語を母国語にもつ欧州諸国や南米大陸の人々は英会話を習得しやすいということは，容易に理解もできる。しかしながら，中国人や韓国人が日本人ほど英会話を苦にしていないという事実は少々不可思議なことである。その原因のひとつとして，中国語や韓国語に比べて日本語の母音と子音の数が少ないという特性が指摘されている。他者との会話において，相手の発声を正しく認識できることは基本中の基本である。身振り手振りや表情表出も対話場面の大事な要素ではあるが，相手が口にする単語を正しく聞き取ることがもっとも重要であることは言うまでもない。日本語は5つの母音と14個の子音を持つが，中国語では20の母音と25の子音，韓国語では10個の母音と19の子音となっている（表3-3）。このため"hat"と"hut"の母音の聞き分け，あるいは"la"と"ra"の子音の聞き分け等を日本人は苦手とするが，中国人や韓国人は母国語に備わっている母音と子音のレパートリーが豊富なため，これらの発音の聞き分けが容易であると考えられている。

表3-3 韓国語の母音10音と子音のうち代表的な14音

子音\母音	ㄱ	ㄴ	ㄷ	ㄹ	ㅁ	ㅂ	ㅅ	ㅇ	ㅈ	ㅊ	ㅋ	ㅌ	ㅍ	ㅎ
ㅏ	カ 가	ナ 나	タ 다	ラ 라	マ 마	バ 바	サ 사	ア 아	チャ 자	チャ 차	カ 카	タ 타	パ 파	ハ 하
ㅑ	キャ 갸	ニャ 냐	ティャ 댜	リャ 랴	ミャ 먀	ビャ 뱌	シャ 샤	ヤ 야	チャ 쟈	チャ 챠	キャ 캬	チャ 탸	ピャ 퍄	ヒャ 햐
ㅓ	コ 거	ノ 너	ト 더	ロ 러	モ 머	ボ 버	ソ 서	オ 어	チョ 저	チョ 처	コ 커	ト 터	ポ 퍼	ホ 허
ㅕ	キョ 겨	ニョ 녀	ティョ 뎌	リョ 려	ミョ 며	ビョ 벼	ショ 셔	ヨ 여	チョ 져	チョ 쳐	キョ 켜	トョ 텨	ピョ 펴	ヒョ 혀
ㅗ	コ 고	ノ 노	ト 도	ロ 로	モ 모	ボ 보	ソ 소	オ 오	チョ 조	チョ 초	コ 코	ト 토	ポ 포	ホ 호
ㅛ	キョ 교	ニョ 뇨	トョ 됴	リョ 료	ミョ 묘	ビョ 뵤	ショ 쇼	ヨ 요	チョ 죠	チョ 쵸	キョ 쿄	チョ 툐	ピョ 표	ヒョ 효
ㅜ	ク 구	ヌ 누	トゥ 두	ル 루	ム 무	ブ 부	ス 수	ウ 우	チュ 주	チュ 추	ク 쿠	トゥ 투	プ 푸	フ 후
ㅠ	キュ 규	ニュ 뉴	トュ 듀	リュ 류	ミュ 뮤	ビュ 뷰	シュ 슈	ユ 유	チュ 쥬	チュ 츄	キュ 큐	トュ 튜	ピュ 퓨	ヒュ 휴
ㅡ	ク 그	ヌ 느	トゥ 드	ル 르	ム 므	ブ 브	ス 스	ウ 으	チュ 즈	チュ 츠	ク 크	トゥ 트	プ 프	フ 흐
ㅣ	キ 기	ニ 니	ティ 디	リ 리	ミ 미	ビ 비	シ 시	イ 이	チ 지	チ 치	キ 키	チィ 티	ピ 피	ヒ 히

● **音韻を聞き分ける能力の発達**

　日本語と外国語の音韻体系の違いが発音の聞き分けに与える影響は，まだほとんど語彙を獲得できていない幼児期から現れてくる。最近の発達心理学的研究によると，早くも生後14カ月の時点で日本人とフランス人の幼児の間には子音連続を知覚する能力に差がみられた（Mazuka et al., 2011）。馬塚らの実験では，薄暗い部屋の中で乳幼児にパソコンのモニタ上の絵を見せながら，"abna"の発音を繰り返し聞かせた。子どもはしだいに飽きて，発音が聞こえてくる画面を注視している時間が減少してくる。そこで"abna"から"abuna"に発音を切り替えた。もし，その子どもが"abna"と"abuna"を聞き分けられていれば，画面を注視する時間が再び増加して脱馴化，いわゆる慣れからの脱却が起こるが，聞き分けることができない場合は注視時間の増加は起こ

らないはずで，脱馴化ではなく馴化の状態のままと考えられる。

　これは，修復という働きにもとづいてデザインされた研究である。たとえば，アメリカの有名なハンバーガーチェーンに"McDonald"があるが，この店名を日本人は"マクドナルド（ma-ku-do-na-ru-do）"と呼ぶ。しかし，"マクドナルド"と言われてわかるアメリカ人はほとんどいない。それは，子音が重なる単語に勝手に母音を挿入し，英語の本来の発音を母国語の発音に合うように変化させてしまっているからだ。これが修復である。そのため，修復が起これば"abna"という単語を聞いても"a-bu-na"としか聞こえず，"abuna"との識別が不可能になると考えられる。

　実際に実験を行って，刺激音がabnaのままの同一条件と，刺激音をabnaからabunaへ変化させた切り替わり条件のデータを比較したところ，生後8カ月の段階ではフランス人と日本人の乳幼児の両方が刺激音の切り替わりを認識することができた。同一条件と比べ，切り替わり条件の時ではフランス人の子どもで約1.5秒，日本人の子どもで約0.8秒の統計的に有意な注視時間の増加がみられた。しかしながら，生後14カ月齢の段階になると日本人でのみ注視時間の増加が消失してしまった。フランス人の子どもでは生後14カ月齢で2.4秒の増加があったのに対し，日本人の子どもでは増加はほとんどゼロ秒であった。

　このように，"abna"と"abuna"，"ebzo"と"ebuzo"を聞き分ける力が，生後14カ月になると日本人の幼児でのみ失われてしまうこと，言い換えれば生後1年と少しですでに修復が起こることが明らかになった。英語を母国語とする者の発音を的確に聞きとることができる人に対して英語耳の持ち主と表現することがあるが，馬塚らの研究結果は生後14カ月の段階ですでに日本語耳が形成されていることを示唆している。

● **脳画像からみた音韻認識**

　どの言語を母国語にもつかによって，脳の音韻認識活動のパターンが異なる

ようになるという事実は，脳機能画像に関する研究からも示されている。英語のみを話す20代のアメリカ人と，中学から大学にかけて約8年間の英語教育を受けた20代の日本人を対象に，"la"音と"ra"音を聞いている時の脳の活動をMEGで調べた。その結果，アメリカ人の場合は"la"を認識する時と"ra"を認識する時とでは脳活動パターンが明瞭に異なっていたが，日本人では"la"と"ra"で大きな違いがなかった。また，英語と日本語の両方に存在する音韻である"ba"と"wa"の聞き分けでは，アメリカ人と日本人の脳活動パターンの特徴にあまり差がなかった（Zhang et al., 2005）。

つまり，日本語の場合は原則的に"ra"音しか存在しないために，日本人の場合は"ra"の時も似たような音の"la"の時も，ほぼ同じ脳活動を示す。これに対し，英語においては"la"と"ra"を聞き分けることが単語の判別に必須であるため，アメリカ人は"la"と"ra"で脳の活動が明白に分化するのである。

● 脳画像からみた外国語理解

英文の読み書きにかなり習熟できたとしても，英語を理解している時の脳の使い方は日本語を使っている時と変わらないことを示す研究（Nakada et al., 2001）がある。図3-8は，十分な英文読解力のある日本人と，十分な日本語文読解力のある英語母語者の脳活動をfMRIで比較した結果である。図の上段2列の数字は日本人が日本語を読んでいる時と英語を読んでいる時の様子，下段2列の数字は英語母語者が英語を読んでいる時と日本語を読んでいる時の様子である。日本人が日本語を読んでいる時と，英語母語者が英語を読んでいる時の脳の活動パターンは明確に異なっていた。一方，日本人が英語を読んでいる時の活動パターンは日本語を読んでいる時とほとんど同一であり，英語母語者が日本語を読んでいる時の活動パターンは英語を読んでいる時とほとんど同じであった。つまり，十分なレベルの英語の読み書きの実力を身につけたとしても，英語を母国語とする人に近い脳の使い方で英語を使いこなせるように

		左紡錘回	左舌状回	右舌状回	左下側頭溝
日本人	日本語	5/5	1/5	0/5	5/5
	英語	5/5	1/5	0/5	5/5
英語母語者	英語	5/5	5/5	5/5	0/5
	日本語	5/5	5/5	5/5	0/5

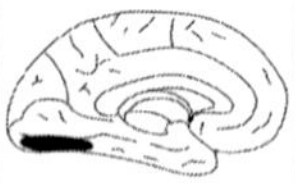

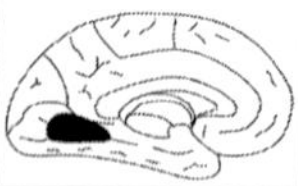

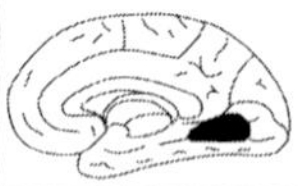

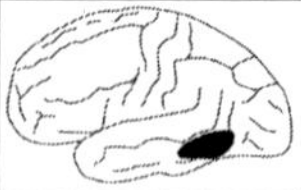

日本人と英語母語者が日本語または英語を読む時に，特定の脳領域が有意に賦活していた実験協力者の人数。実験協力者はそれぞれ5名である。日本人において，母国語を読む時に賦活する脳領域は，第二外国語を読む時に賦活する脳領域と一致する。英語母語者においても，同じ傾向がみられるが，日本人と英語母語者を比較すると，賦活させている脳領域が異なることがわかる。

図3-8 日本人と英語母語者が日本語と英語を読む時の賦活脳領域

なるとはかぎらないのである。

● バイリンガルの脳

　それではバイリンガルと呼ばれる人，すなわち2カ国語で十分に会話できる人では，母国語と外国語を使う時の脳の働きが完全に分化し，これらをうまく切り替えることで2カ国語を使い分けているのだろうか。現在のところ明確な結論は出ていないが，ヴァルテンブルガーらが興味深い知見を報告している。彼らの研究は，2つの異なる言語を処理する時の脳の使い方が分化していることが，必ずしも外国語を上手に操ることのできる条件ではないことを示したのである（Wartenburger et al., 2003）。

　彼らは，イタリア語を母国語とし，さらにドイツ語にも心得のある人たちを実験協力者として集め，ドイツ語の学習開始時期と習熟度によって3つのグループに分けた。第1グループは出生直後からドイツ語に触れ始めてドイツ語の習熟度の高い人たちの早期―高習熟群であった。第2グループは7歳以降からドイツ語を学び始めてドイツ語の習熟度の高い人たちの非早期―高習熟群

である。第3グループは7歳以降からドイツ語を学び始めたが習熟度は高くない人たちの非早期─低習熟群であった。これらの3つのグループに対して、イタリア語とドイツ語の文法的判断を行っている時の脳の活動をfMRIで調べたところ、非早期─高習熟群と非早期─低習熟群の2つのグループでは、イタリア語を処理している時とドイツ語を処理している時の脳内活動に違いがみられた。これに対し、早期─高習熟群ではイタリア語とドイツ語を処理している時の脳活動の間にまったく違いがなかったのである。この結果は、習得開始時期が早いと母国語と外国語を同じ脳領域で処理するようになるが、習得開始が遅ければ外国語の習熟度が深まったとしても2つの言語を異なる脳領域で処理していることを示唆している。つまり、出生後から同時的に2つの言語を習得していった人たちは、イタリア語のみを話す人たちとも、ドイツ語のみを話す人たちとも異なる、特殊な脳の使い方をするようになっていることがうかがえる。

ヴァルテンブルガーらの研究は同じ西ヨーロッパ系言語であるイタリア語とドイツ語に関するものであるため、日本人が英語を習得する場合とはかなり状況が異なっていると考えられる。だが、日本語を母国語とする者において早期英語習得者と非早期英語習得者との直接的な比較を行った研究は今のところ行われていない。

● 英語教育を始める時期について

これまでに紹介した知見をみると、幼少時から親しんできた母国語環境が音韻や文章理解に対する脳の神経活動のパターンを強く規定することがわかる。また、これまでに日本の標準的な学校カリキュラムで実践されてきた英語教育は、英会話において重要な英語特有の発音の聞き分けに関してあまり成果をあげていないことがうかがえる。日本の中学や高校における従来型の英語教育は、英文解釈と英作文、さらには英文法にばかり重点が置かれ、英会話の実践の機会がきわめて乏しいという指摘がよくなされる。十分なレベルの英会話の授業を実施することのできる教員を短期間で育成することは現実問題として難しい

であろうが，わが国の教育関係者が取り組むべき重要な課題のひとつであろう。

また，中学校よりも前の段階から英語教育をカリキュラムに組み込むべき，さらには就学年齢に達する前から英語の訓練を始めるべきという論議が近年起こっている。そして，前述したように2011年4月からは，小学校5・6年生を対象とする英語授業の必修化がスタートしている。何歳頃から英語教育を開始するのが適切であるかという点に関し，聞き取りと発音の能力獲得のためにはできるだけ早くからのほうがよいという意見がある一方で，母国語である日本語による構文能力の獲得が不十分な時期からの英語教育は弊害を生じさせかねないという危惧の意見もある。

尾島らは，9歳未満で英語レッスンを開始したものの，累積時間が異なる350人の日本人小学生に対し，スクリーンに表示された絵とスピーカーから聞こえてくる英単語の意味が一致する時としない時の脳波を測定した（Ojima et al., 2011）。英単語の聞き取り能力が高い場合は，絵と単語の意味が一致する時と一致しない時の脳波の反応がはっきりと区別されるにちがいない。測定の結果は，英語レッスンを続けた累積時間が長いほど英単語の聞き取り能力が向上するが，レッスンを開始した時期は聞き取り能力にはさほど影響しなかった。このことから，出生直後から英語レッスンを始めることで英会話の習得効果が劇的に得られるというものではないことがうかがえる。少なくとも，就学年齢に達する前からの英語教育開始にこだわることはなさそうである。

結局のところ，英語圏の人々と意思疎通を不自由なく行えるだけの英会話能力を身につけられるかどうかは，英会話を学ぶ人のトレーニングの継続にかかっているといえるだろう。スイスのように，ドイツ語，フランス語，イタリア語，ロマンシュ語という公用語に加えて英語が日常的に交わされる環境では，複数言語に精通することが就職や生活の質に深くかかわってくるために，自然と第二あるいは第三の言語に対する興味と習得への動機が高まる。しかし，幸か不幸か，わが日本国内では日本語ひとつのみを話せればほぼ不自由することなく生計を立てることができるというのが現状である。今後の日本が国家レベルで国際的に活躍できる人材を輩出し，海外からの訪問者から話しかけられて

もしっかり受け答えできる国民の育成を進めていくのならば，ただ単に英語教育の早期化を図るだけではなく，学校教育の中で子どもたちが英会話を身につけようとする動機を高める工夫を盛り込んでいくことが必要であろう。

(野中博意)

トピック8

水で中毒

　「とりすぎは毒」ということばがある。どんなにからだに必要なものであるとしても，摂取しすぎると逆にからだに悪い影響があるという意味で用いられる。驚くことに，生きるために必要不可欠な「水」ですら，とりすぎは毒であることが知られている。水の早のみ（大飲み）大会で亡くなった方がいるという外国のニュースは多くの人に驚きを与えた。生物のからだや機能を維持するのに必要な水も，多すぎると血液中の必須ミネラルであるナトリウムの濃度を低下させてしまい，最終的に死に至らすことすらある。

　一般の人にとって，水が健康を害することもあるという事実は驚きであるが，精神科領域で働く者にとって水中毒は古くから知られている。とくに統合失調症の患者に多くみられ，体重が変化してしまうほど大量に水を飲んでも口渇感がなくならず，むくみや倦怠感，頭痛，吐き気に始まり，最悪の場合は昏睡や死に至ることもある。そこで，水の飲み過ぎを予防するために蛇口を取り外してしまったり，水飲み場へは自由に近づけないように行動を制限したりするなどの処置が病院でとられる。いくら水を飲んでも満たすことのできない口渇感は，統合失調症の病態そのものというよりは薬物療法の副作用によるものではないかとも考えられている。そのような理由から，統合失調症の治療薬である抗精神病薬が脳の飲水中枢である視床下部に及ぼす影響などが検討されているが，そのメカニズムの全容は不明である。

(安部博史)

第 4 章

日常生活のストレス

　われわれの日常生活は，あまりにも多様なストレスにあふれている。学校で考えると，授業中に指名されたり，試験があったり，宿題があったり，あるいは部活動での先輩後輩の関係，気の合わない先生との関係など，あげたらきりがない。社会人になっても，目に見える成果が求められたり，顧客の開拓が求められ，接待をしたり，上司との関係や同僚との関係で悩んだりする。

　では，われわれはそのようなストレスにどのように対処しているのだろうか。大人は，やけ酒，やけ食い，衝動買いをする。大学生も同じようなものだが，メールをする，電話をするといった二者間のコミュニケーションを図ることでストレス低減をめざすことも多い。高校生はカラオケだろうか。中学生は部活で不満を発散するしかなく，小学生や幼稚園児は遊ぶ以外に手だてはない。

　ストレスとは，本来，外から物理的な力が加わったことで安定が損なわれたことを示す物理学の用語である。これを心理的な面にあてはめたものが広く知られているストレスである。このストレスを感じた時の脳内の様子を摂食障害，不安障害，気分障害，生活リズムの乱れの 4 つをもとに考えてみたい。

1 食べ過ぎてしまった時

　思春期以降の女子で多い不適応行動に摂食障害がある。芸能界で活躍する女優たちの身長や体重が，正確かどうかは別として公表されていること，やせていることはよいことという意識，さらには親子関係の歪(ゆが)みなどから，適正な食行動がとれなくなっている。世の中でも，肥満は悪いものという危険な固定観念が広まりつつあり，職場の健康診断でも腹囲を測定して，その数字でもってメタボリック・シンドロームかどうかが判断されている。とはいえ，われわれにとって食べるという行動は生存にとって不可欠なばかりでなく，人間関係を豊かにしたり，こころの隙間を満たしてくれたりする重要な要素ともなっている。だからこそ，食べ過ぎてしまうことにもつながる。なぜ，われわれはそこまでして食べようとするのか。それは脳の中で行われる複雑な連携作業にほかならない。

● メタボは食べ物の匂いに反応する

　動物，とくにラットやハトを用いた心理学の学習実験では，あらかじめ動物に与える餌の量を制限して自由に摂食していた時の体重の80％程度にまで低下させ，餌に対する欲求を高める。言い換えれば，飢えという動因を引き起こしておく。そのうえで実験者が，動物に学習させようとする正しい行動ができたら報酬として餌を与えることで課題達成に向けて動機づける。
　アルファベットのTの形をしたT型迷路と呼ばれる実験装置がある。出発箱を出てから中央の通路を走っていき，選択点でたとえば右に曲がるとその先端に餌が置かれている状況を繰り返し経験させていくと，腹八分目しか食べていない空腹なラットたちは，通路へのドアが開くのを今か今かと待ち，開いた途端に一目散に走っていき，間違えることなく右側に曲がり，餌を得る。こう

して餌を用いることで特定の行動を学習させることができる。

30cm四方ほどの実験装置の中にレバーが1本突き出た装置をオペラント箱という（図4-1）。学習のオペラント条件づけ理論を唱えたスキナー（Skinner, B.F.）によって開発された装置である。ラットが自発的にレバーを押すと，報酬として給餌装置が回転して餌が受け皿に1粒出てくる。また，床はフットショックを与えることができるように通電可能なグリッドになっている。空腹なラットをこの装置に入れてしばらく放置すると，餌を求めてレバーを自発的に押すようになる。

安定してレバー押しができるようになったのち，変動間隔強化60秒のスケジュールにしたがって餌が与えられるようにする。つまり，直前のレバー押しから平均60秒が経過した後に再びレバーを押すと餌が1粒もらえる。ラットにすれば，一生懸命押し続けても餌はもらえず，かといって適当な間隔で押さなければ餌が得られないという非効率的な状況である。しかしある時，装置内にブザー音が響く。ラットは最初は音に驚くが，空腹が満たされていないのですぐに餌を求めてそれまでと同様にレバーを押してしまう。ところがブザー音

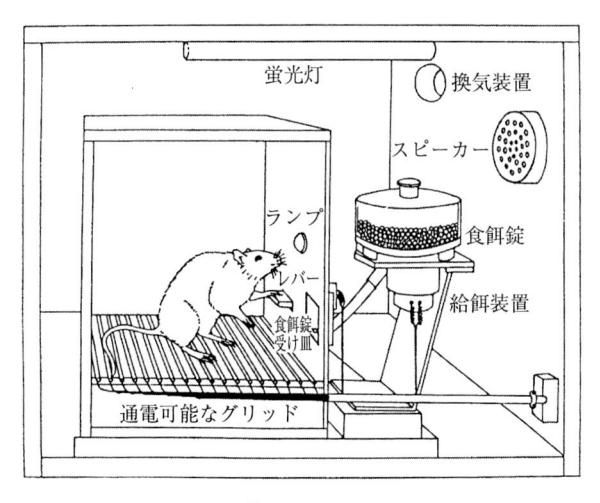

図4-1　オペラント箱（林・国原，1985をもとに作成）

が鳴っている時には，1回レバーを押せば必ず餌が1粒得られる効率的な事態である。ただし，餌が出てくると同時に床からフットショックも与えられるようになっており，フットショックの痛さでラットはわれに返る。痛さを我慢して餌を得るか，あるいは餌は得られなくてもフットショックを受けないほうが好ましいかでおおいに迷う。

　これは考案者の名前をとってゲラー・ザイフター型コンフリクト課題（Geller & Seifter, 1960）と呼ばれ，いわゆる葛藤状態をラットで再現でき，抗不安薬の開発に向けた動物実験の課題として用いられている。ただし与えるフットショックを強力にしてしまうと，まったくレバーを押そうとしなくなる。逆にフットショックが弱くて空腹感のほうが明らかに勝れば，多少の痛みに耐えながらも餌を求めてレバーを押し続ける。レバーを押すことが餌の獲得という正の誘意性とフットショックを受けるという負の誘意性を同時にあわせもつ接近―回避型コンフリクトの事態といえる。動物にとって空腹を満たしてくれる餌は，何にも代え難い魅力的な報酬になることがわかるだろう。

　ただ，ヒトでは事態はそう単純ではない。たとえば，シャクターは肥満の人と平均体重の人に実験の協力を依頼し，個別に実験室に来させた。準備が整うまでこの場で少し待ってもらうが，実験者が不在の間，テーブルの上のサンドウィッチを食べてもいいし，もっとほしければ冷蔵庫の中にあるサンドウィッチを出してきて食べてもよいと告げてから，シャクターは退室した。実際の実験は，彼らが冷蔵庫のサンドウィッチを食べるかどうかを調べることであった（Schachter, 1967）。その結果，平均体重の人は自分が食べたければ冷蔵庫から出してきてさらに食べるのに対して，肥満の人はテーブル上にあれば食べるが冷蔵庫から出してまで食べようとはしなかった。実験前に食事をしてからの経過時間は同じであることから，肥満の人のほうが匂いや食物の外見といった外部刺激に敏感であるが，体内の糖の水準など空腹感に関する内的刺激には鈍感であるからだと考察されている。

● 空腹の中枢と満腹の中枢

　摂食行動と脳との関連について古典的な研究成果を見てみよう。脳の中心部に近いところに視床下部という領域がある（図4-2）。Aは大脳の矢状面，Bは視床下部周辺の矢状面を拡大したもの，Cは視床下部周辺の前額面を示す。なお，Bにおいて，視床下部外側部は腹内側核の外側に位置することから場所を灰色で囲って示した。ヘスリントンとランソンは，ラットの視床下部腹内側部（VMH）を損傷すると過食を起こして体重が増加することを見出し，体重200gのラットが損傷の60日後には400gほどになったことを写真付きで示した（Hetherington & Ranson, 1942）。さらに，金やグルコースの化合物であるゴールドチオグルコースを腹腔内に注射するとグルコース受容性神経を破壊してしまうが，このようなラットでも同じような体重増加が認められることから，VMH損傷によって糖濃度の感知ができなくなったために摂食のコントロールができず，結果として過食に至ったと考えられている。逆に，この部位を電気刺激すると摂食停止が起こり，自ら餌を取ろうとしなくなる。このような結果はラットのみならずヒトでも見出されており，VMHを含む場所に腫瘍ができた患者で大食いと肥満が生じることが報告されている（Reeves & Plum, 1969）。

　一方，このVMHのすぐ近くに視床下部外側部（LH）という部位がある。ここを電気的に刺激するとネコの摂食行動を誘発させ，この部位を損傷するとまったく餌を取ろうとしなくなる（Teitelbaum & Steller, 1954）。このような研究結果が数多く報告されたことから，VMHは満腹中枢で，LHは空腹中枢であるという摂食行動の視床下部中枢説の可能性が指摘されるに至った。摂食行動の神経回路機構という観点からすると，画期的な研究成果といえる。

　莫大な数の細胞からなる脳内に非常に微細な電極を刺入させて，たったひとつの脳細胞の電気的活動を調べることもできる。電気生理学的な研究手法である。満腹中枢と空腹中枢を示した研究に触発されて，麻酔したネコの視床下部の電気的活動を調べたところ，満腹時にはVMHの細胞の活動が増し，空腹時にはLHの活動が増すというように，両者が相反する活動パターンを示したこ

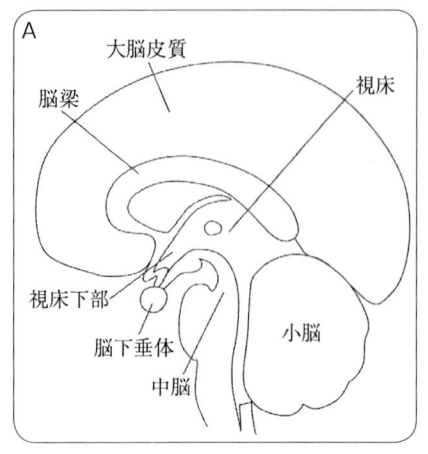

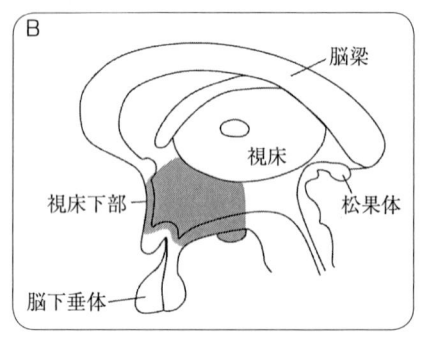

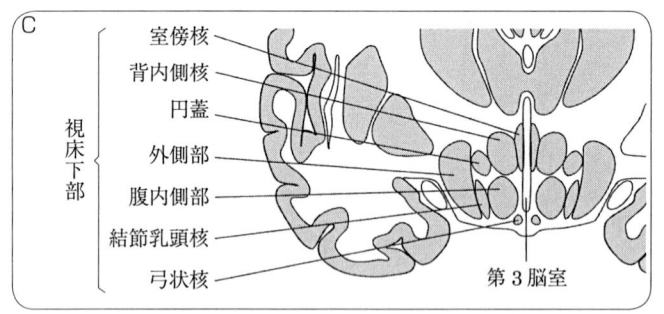

図4-2 視床下部の腹内側部と外側部の位置

とも，視床下部中枢説を裏づける有力な証拠となった。

　なお，LHを破壊したことの影響は摂食行動が起こらなくなることだけではない。摂水行動も停止してしまう。にもかかわらず，VMHの破壊で摂水行動が増加することはない。したがって，摂食と摂水には異なるメカニズムが関与していると考えられている。

　しかしながら，視床下部が摂食行動の中核的な働きを担うというこのような考えをその後の研究結果は必ずしも支持してはいない。それは脳の生化学的研究の進歩により，LHの損傷で生じる拒食はLHを破壊したことそのものではなく，この部位を通る黒質―線条体系ドーパミン作動性神経（図4-3）を損傷

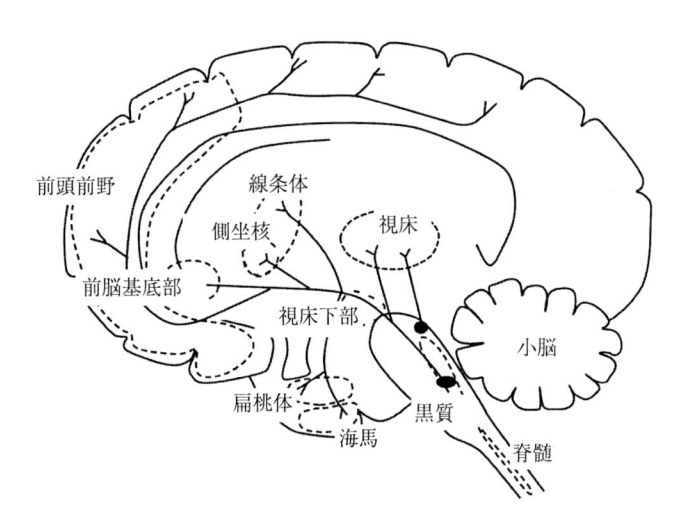

黒質を起始核として，前頭前野，前脳基底部，線条体，視床へと投射するドーパミン作動性神経の経路を示した。

図4-3　ヒトにおける黒質—線条体系ドーパミン作動性神経の回路

したためであることが明らかになったことである（Ungerstedt, 1971）。さらに，古くからグルコースや脂肪の量を監視するシステムによって摂食の誘発と停止がコントロールされていることが知られていたが，このようなグルコースに反応するニューロンがVMHやLHに存在することが確かめられたことも，満腹中枢と空腹中枢という単純な視床下部局在説に異議を唱えることとなった。言い換えれば，体液性の摂食行動調節機構の存在が注目され始めたのである。

● **摂食行動にはドーパミン作動性神経が関係する**

ウンガーシュテットが摂食行動におけるドーパミン作動性神経のかかわりを指摘したことを基礎に，より精密な実験が行われてきている。たとえば，神経伝達物質であるドーパミン受容体の中のD_2受容体のアンタゴニスト（拮抗薬）を投与すると摂食量も摂食時間も増えるのに対して，アンフェタミンやコカイ

ンなどのドーパミン系アゴニスト（作動薬）を投与すると摂食量が減少してしまう。簡単に言えばアンタゴニストはその神経の働きを抑えるのに対して，アゴニストはその働きを高める作用をもっており，上述の結果はドーパミン作動性神経の働きを高めると摂食行動が起こり，逆にドーパミン作動性神経の働きを抑えると摂食行動が停止することを表している。

　摂食行動の中枢とされる視床下部に薬物を直接投与すれば，より厳密な影響がわかるはずである。そこでグロスマンは，ラットの視床下部内にカテコールアミン系の薬物であるノルアドレナリン，アドレナリン，ドーパミン，アセチルコリン系の薬物であるカルバコール，アセチルコリン，ジメチルアミノエタノールをそれぞれ微量投与して，その後の摂食行動を観察した（Grossman, 1964）。その結果，カテコールアミン系薬物を投与すると摂食行動が起こり，アセチルコリン系薬物を投与すると摂水行動が起こることがわかった。

● 摂食行動にはセロトニン系神経も関係する

　摂食障害というと，過剰なほどのダイエットのために食べることを拒否してしまう拒食症，いわゆる神経性食欲不振症が思い出されるが，本来の摂食に関する問題行動には拒食症のみならず過食を示す神経性大食症や，気晴らし食い―下剤症候群もある。食べることに執着して食べたいという欲求が我慢できないほど強くなり，結果として肥満を起こしたのが神経性大食症，体重減少をめざしつつもある時過剰なほどの量の食事をしてしまい，その後で下剤を飲んだり強制的に嘔吐して体重増加を避けるのが気晴らし食い―下剤症候群である。厚生労働省研究班の調査によれば，摂食障害の患者数は人口10万人あたり1980年には1.5～1.8人であったものが1993年には4.9人，1998年には18.5人と急激な増加を示している。患者数としては拒食症のほうが多いものの，増加率からすると過食症のほうが著しい。ただひと口に過食症といっても気晴らし食い―下剤症候群のような症例もあることから，摂食障害とは食べること自体への依存症とも考えられる。アルコールや覚醒剤などの薬物，さらに

はギャンブルやセックスなどへの極度の依存は報酬への異常なほどの執着だとみなし，ブラムらはこれらをまとめて報酬欠乏症候群と呼んでいる（Blum et al., 1996）。多少の薬物等では十分な満足感が得られずにエスカレートしていくというのである。過食症もこの報酬欠乏症候群の一種で，少しの摂食量では満たされずに過剰なほど食べてしまうともいえるのではないだろうか。

　ただし，過食症とドーパミン作動性神経のみを短絡的に関連づけることは危険といえる。実際に過食症の薬物治療で用いられているのは，放出されたセロトニンがシナプス前神経に再び取り込まれることだけを阻止する働きをもつ選択的セロトニン再取り込み阻害薬（SSRI）のフルオキセチンやフルボキサミンなどである。これは，過食症の患者ではしばしば抑うつ気分が認められ，リストカットや睡眠薬の大量服薬による自殺企図がみられるという臨床報告があるため，この精神症状を軽減するために処方されている。ただし，このような影響だけではなく，食欲の調節にセロトニンが関係することも報告されている。

● 摂食障害の動物モデル

　脳科学研究では，ヒトの病態を模した動物モデルを作成し，病気や障害のメカニズムを探り，治療に有効な新規薬物の開発に利用することが多い。では，摂食障害の動物モデルを作成することは可能なのだろうか。拒食に陥り重症化すると脳の萎縮，骨粗鬆症，無月経，低体温，徐脈などが起こるが，さらにストレスが続くとそれがきっかけとなって，逆に過食に移行することが知られている。とはいえその背景には文化的あるいは社会的要因があることから，心理面のモデルを動物でつくることは非常に困難である。しかしながら，そのような中で工夫された摂食障害の動物モデルでも，ドーパミン系のみならずセロトニン系の関与も指摘されてきている。

　動物モデルの作成において，拒食症の患者が過活動を示すという行動面が注目された。動物実験でも回転籠がついた飼育箱にラットを入れると，摂食量と

体重が減少するものの行動量だけが増加し、最終的には死に至る。この現象はオスラットよりもメスラットのほうが起こりやすく、摂食障害が女子に多いというヒトの特徴とも一致する。そこで、このような飼育環境のラットに選択的セロトニン再取り込み阻害薬であるフルオキセチンを投与したところ、摂食量の低下や過活動が抑制されたのである（Altemus et al., 1996）。さらに、ドーパミン系とセロトニン系の最終代謝産物であるホモバニリン酸（HVA）と5-ヒドロキシインドール酢酸の脳脊髄液中の濃度を調べた研究から、拒食症が重症化している時期にはセロトニン系が機能低下を起こし、逆に回復期になるとセロトニン系が機能亢進を起こす可能性が指摘され、拒食症と過食症の患者の脳脊髄液でHVA濃度が低下していることからドーパミン系が摂食障害に関与していることも指摘されている（切池, 2000）。

一方、井上らはラットに制限給餌を繰り返し、その後にわずかに動ける程度の非常に狭い空間に閉じ込める心理的なストレスを加えると、摂食量が増大することを見出し、これが過食の動物モデルになると考えている。このモデルにおいて、過食が起こっている時には前頭前皮質や線条体などでドーパミンの代謝回転が亢進していることを報告している（Inoue et al., 1998）。

● 摂食調節因子

摂食行動にかかわる物質を摂食調節因子といい、多くの物質が候補としてあげられている（表4-1）。1994年、摂食行動を抑制する満腹物質（摂食抑制因子）として167個のアミノ酸からなるレプチンが同定された。人工的につくられた肥満マウスや糖尿病マウスでは、このレプチンが働かないために肥満や糖の代謝異常が生じることも明らかになっている。これまでの研究から、食事を始めて食欲がある程度満たされてくると、脂肪細胞や膵臓からレプチンが分泌され、これが視床下部に働き、食欲を抑制し、同時にエネルギー代謝を高めるという。ただ、レプチンと同じような働きをする摂食調節物質としてインスリンがあり、その役割分担などについては研究が始まったばかりといえる。

表 4-1 摂食行動を調節する主な候補物質
(松田ら，2008 および Schwartz et al., 2000 をもとに作成)

摂食抑制因子	摂食促進因子
レプチン	グレリン
脳下垂体アデニル酸シクラーゼ活性化ポリペプチド	オレキシン
コルチコトロピン放出ホルモン（CRH）	神経ペプチドY
α-メラニン細胞刺激ホルモン（α-MSH）	メラニン凝集ホルモン
甲状腺刺激ホルモン放出ホルモン（TRH）	ガラニン

　では逆に，摂食を促進する働きをもつ調節因子はあるのだろうか。1998 年には，オレキシンという神経ペプチドが摂食促進因子であるという知見が桜井らによって報告されている。オレキシン（OX）受容体が脳内でもっとも多く分布している部位はサブタイプによって異なり，OX_1 受容体は青斑核，OX_2 受容体は視床下部腹内側核，視床下部後部にある結節乳頭体核，そして腹側被蓋野などである。このうち青斑核はノルアドレナリン作動性神経，結節乳頭体核はヒスタミン作動性神経，腹側被蓋野はドーパミン作動性神経のそれぞれの起始核であることから，モノアミン作動性神経系とオレキシンが相互作用している可能性が示唆される。言い換えれば，オレキシンが脳幹や視床下部のモノアミン作動性神経系に作用することで摂食促進が起こるといえる。ただし，オレキシンはナルコレプシーをはじめとした睡眠─覚醒のコントロール機構に深くかかわっていることに多くの関心が向けられるようになっているのが事実である。

　別の摂食促進候補物質としてあげられているのがグレリンである。1999 年に児島らによって 28 個のアミノ酸から構成されたペプチドであることがわかり，ラットやマウスにグレリンを投与すると摂食行動が促進されて体重が増加することが報告されている。このように，わが国でなされた生理学的研究によって食行動の脳内メカニズムが少しずつ解き明かされてきている。

● なぜ食べ過ぎる行動が起こるのか

　摂食行動を左右する要因として，糖や脂肪のレベル，空腹中枢と満腹中枢，ドーパミンをはじめとするカテコールアミン作動性神経，そして摂食調節因子という少なくとも4つがあることが示されてきた。しかしながら，動物，とりわけヒトの摂食行動は，これらの要因のみならず社会的，経験的な要因が深くかかわっていることは否定できない。

　たとえば黒崎らは，体重の指数であるBMI値が平均的で肥満傾向にない青年男女の実験協力者の全身デジタル画像を標準刺激とし，BMI値を+5％から+25％まで変化させた肥満イメージ像を作成して，それを肥満刺激として呈示し，脳の活動をfMRIで調べた（Kurosaki et al., 2006）。その結果，自分自身が太った姿をしている肥満刺激を呈示されると，女性では両側前頭前野や扁桃体で有意に活動が増加したのに対して，男性では視覚野を含む後頭葉，頭頂葉，側頭葉で活動が増加したことを明らかにした。扁桃体のように情動に関連する部位で活動が増加した女性は，肥満刺激を情緒的に処理し不快なものと解釈してしまうと考えられるのに対して，男性では情緒を含まない客観的なものとして認識している様子が示唆される。だからこそ女性は自己の身体像に関して過剰なほど敏感になり，結果として摂食障害を起こしやすい。

　食べることは生命維持の基本的な行動であり，空腹を満たすことは生理的欲求である。健康な食行動を支援するために，脳内のメカニズムを理解することが不可欠であるが，現実には心理的ストレス，親子関係を含む人間関係，メディアが発信する情報など多岐にわたる要因を把握することが必要となっている。

〈古川　聡〉

トピック 9

実験動物はどのようにして手に入れるか

心理学あるいは脳科学で用いる実験動物は，ラットやマウスといった齧歯類が多い。では，これらの動物はどこで，どのようにして入手するか。間違っても屋根裏を走り回る家ネズミを集めるのではない。この領域の論文を読むと，実験で用いた動物の欄にはウィスター系やロングエバンス系ラット，あるいはC57BL系やDBA系マウスというように，動物種とともに系統が示されている。いわゆる家系である。このような記載によって，どのような動物を用いて実験したかがわかる。

この実験動物は，繁殖して販売している専門業者から購入するのが一般的である。ラットの場合，生後約2カ月で2000円程度であり，生まれつき高血圧症であったり，老化が通常よりも早く始まるような特殊な系統の場合には1匹で1万円を越すものもある。

その一方で，実験者が自分で繁殖させて用いる場合もある。ラットやマウスではメスの性周期は4日ほどで，発情期にオスとペアリングするとほぼ確実に交尾する。妊娠すれば，21日目から22日目に出産を迎え，10匹ほどが生まれる。実験で使えるようになるには生後2～3カ月が必要である。したがって，実験を開始しようとする予定日の3カ月ないしは3カ月半ほど前から，動物を揃えるための準備が始まることになる。

たとえば，生後3カ月の60匹のオスラットを用いて10月に実験を開始することにしよう。生まれた子ラットはオスとメスが半数ずつと考えれば，余裕をみて12匹から15匹のメスラットを妊娠させればよく，妊娠期間を考えると4カ月前の6月には交配させることが必要で，妊娠可能なメスを準備するには……というようなことを考えなければならない。

(古川　聡)

2 人前に立って緊張した時

　人前でスピーチをすることや演技することなどは，多くの人にとっては，できれば避けたいことであろう．見知らぬ人に電話をかける時には，誰でも多少なりとも緊張する．しかしながら，緊張が強すぎて会議でひと言も口がきけない，電話ができない，人前で食事ができない，他人とのやりとりのことを想像すると緊張してしまい一歩も家から出ることができないとなると，それは日常生活に大きな障害となる．

● 緊張と自律神経系

　周囲に多くの人がいたとしても，雑踏や電車の中のように誰も自分に注目していないことがわかっていれば緊張するようなことはないであろう．その一方で，面接や自己紹介，スピーチ，レポート発表などの場面で，自分の発言や振る舞いが注目されるような時，私たちは緊張している自分に気づく．
　緊張している時の自分のからだの状態について考えてみて欲しい．これまでにもたびたび紹介してきた交感神経系の働きが活発になっていることに気づくであろう．交感神経を賦活させるような刺激に応答するメカニズムのひとつとして，青斑核におけるノルアドレナリン作動性神経の活動について説明したが（第 2 章 2 の「なぜ怖がろうとするのか」の項を参照），自律神経系に関連する脳領域は青斑核以外にもさまざま存在する．たとえば，脳幹には青斑核の他にも多くの自律神経の支配中枢が存在し，体温や血管運動，唾液分泌，嘔吐，縮瞳，呼吸，拍動などを調整している（表 1-2）．また，血管運動や発汗，立毛の調整には脊髄も関与している．さらに情動や意志が自律機能に影響を与えることから，大脳辺縁系や大脳皮質を最上位中枢と考えることもできる．いずれにせよ，これらの中枢からの信号は，交感神経系または副交感神経系を経由して

心臓や血管，消化器などを制御する（図1-4）。交感神経系が活動すれば，内臓の血管は収縮して血液は骨格筋に送られる。また，心拍数や呼吸数が増加し，肝臓からは活動のエネルギーとなるグルコースが放出される。そして，発汗は身体活動にともなう発熱を冷却する。

このような交感神経系の働きは，HPA系の亢進とともに，動物が危機的な状況に対処するための闘争―逃走反応を実現することを可能にする。つまり，一時的に爆発的なエネルギーを身体活動に注ぎ込み，窮地を脱するのである。一方で，副交感神経系の作用の多くはその逆であり，平常時においてエネルギーを蓄積するような働きを促す。自律神経系における交感神経系と副交感神経系が拮抗することで，からだの恒常性，すなわちホメオスタシスが実現されているのである。

それではなぜ，人前に立つと交感神経系が優位になるのであろうか。満員電車や雑踏の中のように，自分が注目されていないかぎり緊張することはないという事実を考えれば，複数の要因の認知にもとづいた総合的な判断が行われている可能性が考えられる。すなわち，自己のパーソナリティーや自己の状態に関する認知，自分が置かれている環境の認知，その環境が自分にとってどのような意味をもつのかについての認知など，さまざまな要因が関与してくると考えられ，緊張のメカニズムの全容解明は簡単ではなさそうである。しかしながら，人前に立つ，あるいは人前に出ることへの緊張が強すぎて恐怖のレベルにまで達し，日常生活に支障が出てしまう社交不安障害を抱える患者の脳内メカニズムとその治療に関する研究の成果から，緊張のメカニズムが推測されるようになってきている。脳科学において，病気で苦しむ患者の病態とその治療法を検討する過程から，正常な脳のメカニズムが明らかになるというケースはめずらしくない。

● 社交不安障害に関わる心理的要因

社交不安障害は大別すると不安障害に分類されている。『心理学辞典』（有斐

閣）では，不安とは，「自己存在を脅かす可能性のある破局や危険を漠然と予想することにともなう不快な気分のこと」と定義され，漠然とした不安が何かに焦点化され対象が明確になったものである恐怖と区別することもあるが，曖昧なまま区別せずに使用することもある。本来，不安や恐怖は，生体を危険な対象や場面から遠ざけることにより，その個体の生命や健康を保つために適応的に機能していると考えられる。しかし，それほど危険ではない対象や場面に対しても不安や恐怖を感じてしまうことにより日常生活が脅かされると，それらは障害，あるいは不安障害と呼ばれる。社交不安障害以外にも，パニック障害やそれと関連が深い広場恐怖，特定の恐怖症，強迫性障害，全般性不安障害，さらには PTSD などが不安障害に含まれる。

社交不安障害とは，社会恐怖といわれることもある精神疾患である。自分が他者から精査される状況や否定的な評価を受ける可能性がある状況を過度に恐れ，その状況を回避しようとすることが特徴である。そのため，見知らぬ人と接触しなければならない状況を極度に避け，社会生活を著しく困難なものとしてしまう。日本では，従来から対人恐怖症と呼ばれてきた疾患の症状と類似している。患者自身はそのような症状を自分の性格によるものと考えていたり，病院に行って治療するほどのものではないと考えたりすることも多く，多くの患者が未治療のままで苦しんでいることが予想されている。

表 4-2 は，社交不安障害を評価する尺度のひとつである LSAS-J（リーボヴィッツ社交不安尺度：http://paxil.jp/expert/sad/lsas-j_assessment.php）である。日常的な社交場面に関する 24 の設問について，「不安感／恐怖感」と「回避」の 2 つの項目に 0～3 点で点数をつける。この社交不安障害は，アメリカ精神医学会の診断基準であるＤＳＭ-Ⅲ（1980）になって，はじめて独立した診断名として取り上げられるようになったが，日本においてその認知度は高いとはいえない状況である。欧米では生涯にこの疾患に罹患する割合が 7～13％とかなり高く，さまざまな不安障害の中でもっとも患者が多いことや，若い女性に多いことが知られている。7，8 歳など比較的早い時期から発症することがあり，学校に通うことができず，通えたとしても勉強や遊びに十分に参加

表4-2 LSAS-Jチェックシート

No	項目	不安感/恐怖感	回避
1	人前で電話をかける		
2	少人数のグループ活動に参加する		
3	公共の場所で食事をする		
4	人と一緒に公共の場所でお酒を飲む		
5	権威ある人と話をする		
6	観衆の前で何か行為をしたり話をする		
7	パーティーに行く		
8	人に姿を見られながら仕事（勉強）をする		
9	人に見られながら字を書く		
10	あまりよく知らない人に電話をする		
11	あまりよく知らない人たちと話し合う		
12	まったく初対面の人と会う		
13	公衆トイレで用を足す		
14	他の人たちが着席している部屋に入っていく		
15	人々の注目を浴びる		
16	会議で意見を言う		
17	試験を受ける		
18	あまりよく知らない人に不賛成であるという		
19	あまりよく知らない人と目を合わせる		
20	仲間の前で報告する		
21	誰かを誘おうとする		
22	店に品物を返品する		
23	パーティーを主催する		
24	強引なセールスマンの誘いに抵抗する		
	合　計	点	点

「不安感/恐怖感」における点数のつけかたは，0点：まったく感じない，1点：少しは感じる，2点：はっきりと感じる，3点：非常に強く感じるである。一方，「回避」においては，0点：まったく回避しない，1点：回避する（確率1/3以下），2点：回避する（確率1/2程度），3点：回避する（確率2/3または100%）で点数をつける。「不安感/恐怖感」「回避」のそれぞれについて合計点を算出し，次の目安と照らし合わせて評価を行う。約30点は境界域，50～70点は中等度の社交不安障害，70～90点は中等度以上重度未満の社交不安障害で，仕事や社交面に支障を来している。90点以上は重度の社交不安障害で仕事や社会活動に大きな支障を来している。

することができなくなる。そのため，学業が低下し，社会生活スキルの獲得も遅れてしまい，ひいては就職の機会が制限され，結婚して家庭を築くことも難しくなってしまうことがある。さらに，生活の質が全般的に低下するため，薬物乱用や自殺のリスクが上昇することを示す報告もある。わが国において大きな社会問題となっている引きこもりには，パーソナリティーの障害や発達障害，気分障害，統合失調症など多様な原因が潜在していることが知られているが（近藤，2006），この社交不安障害が大きな要因のひとつであることは想像に難くない。

社交不安障害発症のメカニズムについては，遺伝やパーソナリティー，親子関係，失敗経験などさまざまな要因が関与している。ホフマンは文献的検討を行い，社交不安障害に関連する心理的要因を次のように図式化している（図4-4）。

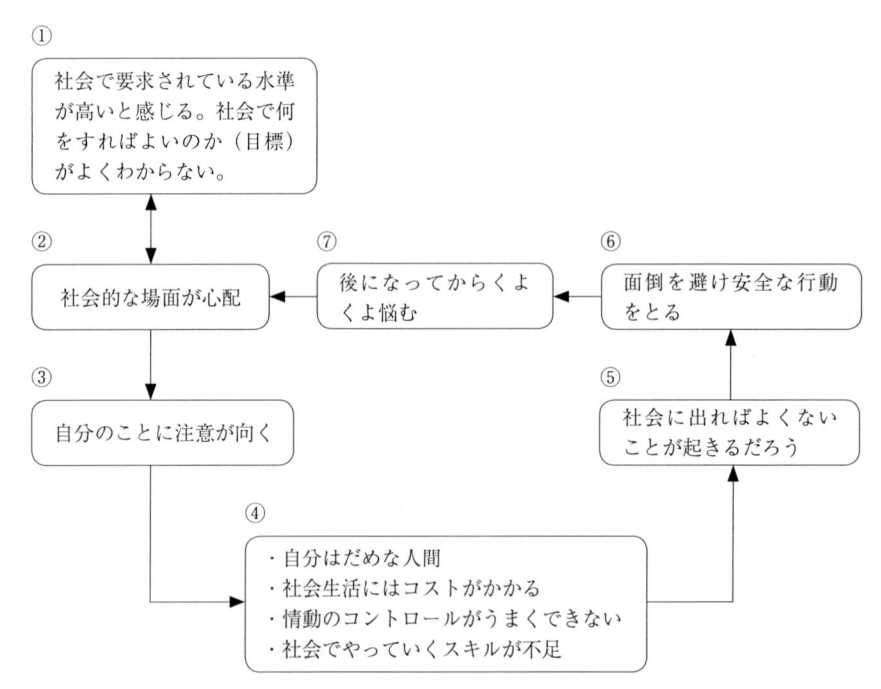

① 社会で要求されている水準が高いと感じる。社会で何をすればよいのか（目標）がよくわからない。

② 社会的な場面が心配

③ 自分のことに注意が向く

④
・自分はだめな人間
・社会生活にはコストがかかる
・情動のコントロールがうまくできない
・社会でやっていくスキルが不足

⑤ 社会に出ればよくないことが起きるだろう

⑥ 面倒を避け安全な行動をとる

⑦ 後になってからくよくよ悩む

図4-4　社交不安障害を維持・発展させる心理的な要因と思考のパターン
（Hofmann, 2007を改変）

まず、①社交不安障害患者は社会の要求水準を高めに見積もってしまっている。そして、適切な目標を設定することができないために、目標に到達するまでの適切な道筋を見出すことができない。このことにより、②社会的場面における懸念が大きくなり、③注意が自己に向けられてしまう。それは、④自己の否定的な側面の認知を増強し、⑤社会的場面での失敗を予期させ、⑥そのような場面を回避させることになる。また、⑦そのような行動をとってしまったことを繰り返し思い出すことにより、再び社会的場面に対する懸念が増大して負のループが構成されてしまう（Hofmann, 2007）。

 これは、社交不安障害という疾患の発症や遷延に関連する心理的要因とそのらせん的な階層性を示す図式であるが、日常において出現する過度な緊張にも当てはめることができる。つまり、人より少し緊張しがちであったり、いつもとは勝手が違って緊張してしまったりする場合、上記の負のループにはまり込んでしまっている可能性がある。自信をもつ、過ぎたことをくよくよしないなどの方略が、まさにこのループを断ち切るひとつの重要な手段となっていることがわかる。

● 社交不安障害の神経生物学的モデル

 社交不安障害の神経生物学的な発症メカニズムが、動物モデルを用いても提案されている。シベリーらは、メスのカニクイザルを対象として下位ストレスモデルを提唱した（Shively, 1998）。メスのカニクイザルは群れの中で上下関係をつくる。下位のサルは上位のサルと比較すると、単独で行動し、オドオドとまわりを見渡すような行動が多い。そのような下位のサルでは HPA 系の活動が亢進し、セロトニン作動性神経系およびドーパミン作動性神経系の機能が障害されている。たとえば PET を用いた研究からは、下位ザルの線条体においてドーパミンが受容体に結合して情報を伝達する機能が低下している可能性が示唆されたが（Grant et al., 1998）、これは社交不安障害のヒトで行われた SPECT の検査結果と類似している。

一方，ローゼンブラムらは変動採餌要求モデルを用いた検討を行っている（Maestripieri & Wallen, 2003）。彼らは，子育てをしている母親のサルへの餌呈示の方法を操作し，不安定な親子関係をつくり出すことによって，社会的に臆病で自己主張が弱いサルを作成した（Rosenblum & Paully, 1984）。具体的な実験では，最初に，母ザルが苦労なく自由に餌を食べられる低採餌要求条件と餌にありつくまでが大変な高採餌要求条件の2つを準備した。低採餌要求条件では，餌は餌箱にいつも置かれており，手を伸ばせばたやすく餌を採ることができた。一方の高採餌要求条件では，餌は15cmほどのおがくずの山に埋められ，しかもそれらは穴の中に手を突っ込んで探ることしかできず，餌を得るために最低でも2時間ほどを費やす必要があった。このような低採餌要求条件または高採餌要求条件にサルの母子を置くと，条件間で多少の違いはあったものの重大な行動異常はみられなかった。次に，彼らは低採餌要求条件と高採餌要求条件を2週間ずつ交互に変更する3つ目の条件，すなわち変動採餌要求条件に母子を置いた。すると親ザルたちは，互いに毛繕いをするような親和的行動を減少させる一方で，自分が優位であることを誇示するような行動を増加させたことから，群れの内部における緊張感が高まった。母子関係においては，母ザルが子ザルから離れようとする傾向が増え，そのたびに子ザルが母ザルに再び接触することから，両者がくっついたり離れたりする回数が増加した。また，子ザルは徐々に遊ばなくなり，探索行動を減少させていった。母ザルと一緒にいる時にも，やりとりしながら遊ぶのではなく，ただしがみつくような行動が増えた。このような不安定な愛着関係を経験させられた子ザルは慢性的な不安を示し，社会的には下位で孤立し臆病な存在となった。

　このようなサルにおいて，脳脊髄液中のコルチコトロピン放出ホルモン（CRH）やドーパミンの代謝物であるホモバニリン酸（HVA），セロトニンの代謝物である5-ハイドロキシインドール酢酸（5-HIAA）が高濃度で維持されていることが明らかにされており，ストレス応答系の亢進やドーパミン神経系とセロトニン神経系の異常が考えられた（Coplan et al., 1996, 1998）。変動採餌要求条件において育ったサルのこのような行動異常は，社交不安障害の患者の

行動様式と類似しており，さらに神経生物学的な病態の一部とも類似していたのである。

それに加えて，社交不安障害患者の脳活動を健常者の脳活動と比較した検討からは，恐怖や不安などの情動反応と関連している扁桃体の活動が亢進していることが明らかになっている（Birbaumer et al., 1998）。さらに，扁桃体におけるセロトニン作動性神経系の働きの低下や（Lanzenberger et al., 2007），線条体を含むドーパミン作動性神経系の働きの低下（Schneier et al., 2000）が社交不安障害と関係しているようである。現在，社交不安障害の治療には薬物療法と心理療法が組み合わされることが多いが，薬物療法の中心となるのはフルボキサミンやパロキセチンなどの選択的セロトニン再取り込み阻害薬（SSRI）である。SSRIは神経終末から放出されたセロトニンの回収を阻害することにより，シナプス間隙のセロトニン濃度を上昇させる（図4-5）。このセロトニン濃度の上昇が，扁桃体の過剰な亢進を直接および間接に抑制し，社交不安障

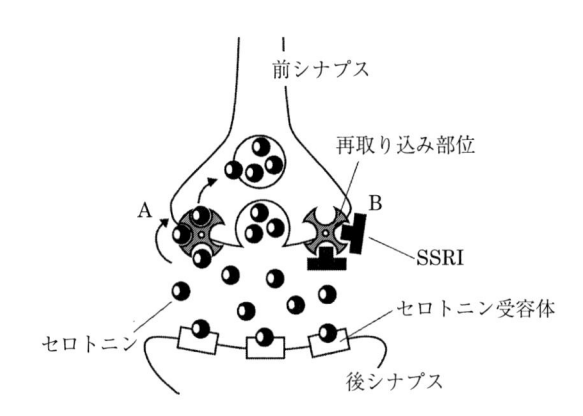

前シナプスから放出されたセロトニンは，後シナプスのセロトニン受容体に結合するほか，再取り込み部位によって前シナプスに再び取り込まれる（A）。SSRIは再取込み部位の働きを選択的に阻害する（B）ことで，シナプス間隙のセロトニン量を増加させる。

図4-5　選択的セロトニン再取り込み阻害薬（SSRI）の作用メカニズム

害を軽減すると考えられている（上島, 2008）。

(安部博史)

トピック 10

頭のよさはしわの数？

「勉強したから脳のしわが増えた！」と子どもの頃に冗談で口にしたことはなかっただろうか。老化により萎縮(いしゅく)したり，シンナーやアルコールのような薬物により萎縮したりすることはあるものの，一度完成した脳においては大きな形態上の変化は起こらない。なぜこのような冗談が生じたのであろうか。

たとえばラットの脳を観察してみると，脳の側面に1本のしわがあるだけである。これを嗅溝(きゅうこう)という。そもそも，脳のしわがなぜできたかはよくわからないところもあるが，このしわのおかげで頭蓋骨に囲まれた限られた空間の中で，大脳皮質の表面積を増加させることができたのである。必ずしも強い相関があるわけではないが，複雑な行動をとることのできる動物ほど脳のしわは多くなる傾向にある。このことから，「頭がいいほうが脳のしわが多い」「勉強したから脳のしわが増えた」と言われるようになったのかもしれない。

(安部博史)

3 仕事で疲れ切った時

長距離通勤，満員電車，納期，飛び込み営業，クレーム対応，上司や同僚との人間関係，サービス残業，急な出張，転勤，単身赴任，納得いかない評価制度。社会人になると，ストレスに苛(さいな)まれる日々が続く。そのような中，仕事帰

りや休日にリフレッシュして，上手にストレスを発散させる人がいる。自分の能力を超えると思われる仕事は上手に断って，ストレスをためないようにすることができる人もいる。どうにもならなくなって，職場の配置換えを申し出たり転職したりして，ストレスから逃れる人もいる。その一方で，ストレスから逃れることができず，お酒に頼ってアルコール依存症に進展してしまうケース，うつ病や神経症をはじめとするさまざまな精神疾患に至るケース，そして最悪の場合には自殺に至ってしまうケースもある。

● その問題はコントロール可能か，予測できるか

　仕事が楽しくて仕方がないという人がいないわけではない。「この仕事が天職です」とか「お客様の笑顔が元気の源です」と晴れがましい顔で話す人を見ると何とも羨ましいような気持ちをもつと同時に，本気で言っているのだろうかと訝しいような気にもなる。どのような仕事であっても，楽しい面もあればつらい面もあるからだ。人の命を救うことができる素晴らしい仕事であれば，救えない命を前に己の無力さに直面させられることもあるだろう。同じ仕事であっても人によって感じ方は異なる。責任を与えてもらい自分の裁量で進めることに喜びを感じる人がいる一方で，責任のある立場にストレスを感じる人もいる。

　仕事に限ったことではないが，ある出来事がストレスを生じさせる原因，すなわちストレッサーであると認知されるにはいくつかの要因が関与する。とくに，①ある出来事を自分がコントロールできると感じるか否かと，②その出来事がもし生じるとしたらいつ生じるのかを予測できるか否かの2つの認知的要因，言い換えれば制御可能性と予測可能性こそがその出来事がストレスを生じさせるか否かを決定する（Lazarus & Folkman, 1984）。

　ある出来事が制御可能か否かを判断するには，自分の能力や経験と照らし合わせる必要がある。客観的には能力があるにもかかわらず自己評価が低いために，自分には無理と考えてしまう場合もあるかもしれない。自分自身の能力を

可能なかぎり客観的に評価するという自己分析の能力が就職の採用時に問われる理由のひとつはここにある。仕事量の多さは，残業や休日出勤をしたり，同僚の助けを借りたりすれば制御可能かもしれない。しかしながら，会社から否応なく転勤や配置換えが命じられる場合や，上司からの断ることができない命令などの場合には，個人で制御できる範囲を超えておりストレスを生じさせる可能性が上昇する。

　出来事の予測可能性では，知識や経験が大きく影響する。たとえば，このままプロジェクトを進めていけばAという問題が発生するであろうという予測や，例年この時期にはBという大きな仕事が舞い込むという予測，あのようなタイプの取引相手はCというクレームをつけてくる可能性が高いなどの予測は，経験にもとづくところが大きい。本人の経験が不足していたとしても，同僚や上司が代わりに情報を提供してくれれば予測は可能となる。予測を立てるためにも，適宜正確な情報を得たいところである。

　少し現実的な場面から離れた実験室の話になってしまうが，制御可能性の重要性に関する実験を紹介しよう。ここでは，集められた実験協力者を制御可能群と不可能群の2群に分けた。彼らの腕には電極を装着し，皮膚電気抵抗が計測された。ヒトは強い情動が喚起されると微量ながら発汗し，皮膚の電気抵抗が低下する。この原理を利用して精神的な動揺の強度を評価した。両群に犯罪被害者の遺体写真が呈示されたが，制御可能群は目の前のボタンを押せば自分でその写真を消すことができた。一方の制御不可能群は，制御可能群が見ていたのと同じ時間だけ写真を呈示されるが，自分の意志で写真を消すことはできない。その結果，制御不可能群でより強い精神的な動揺が観察された（Geer & Maisel, 1972）。制御可能群と制御不可能群では，不愉快な写真を見たあるいは見せられた時間は同じであることから，この精神的な動揺の強度の違いは，自分で画像を消すことができるか否かという制御可能性の有無によるものと考察できる。

　実験動物を用いた検討では，より詳細な生体の変化について調べられている。ウェイスは3匹のラットを1組に用いて以下のような実験を行った（図4-6）。

制御可能群と制御不可能群の2匹のラットの尾には電極が装着されており，電気ショックを与えることができる。残りの1匹の統制群のラットには一応電極が装着されているが，実際に電気ショックが与えられることはなく，制御可能群や制御不可能群の結果と比較するための基準として使用された。3匹の目の前には銅板が設置してあり，制御可能群のラットは銅板に触れれば電撃を止めることができる。ただし，制御不可能群のラットの前にある銅板はダミーであって触れても電撃を止めることはできない。制御可能群と制御不可能群の電気的な回路は直列で結ばれているため，両群における電撃は同時に開始し，制御可能群が電撃を終了させれば不可能群の電撃も停止する。すなわち，制御可能群と不可能群のラットに与えられる電気ショックの呈示時間はまったく同じである。実験終了後，ラットの胃は病理学者によって調べられた。電撃をまったく受けなかった統制群の胃にはほとんど異常はなかった。一方で，制御不可能群は制御可能群と比較すると，胃にできた潰瘍が有意に大きいことが明らかになった（Weiss, 1968）。ストレスによって胃潰瘍が生じたのである。

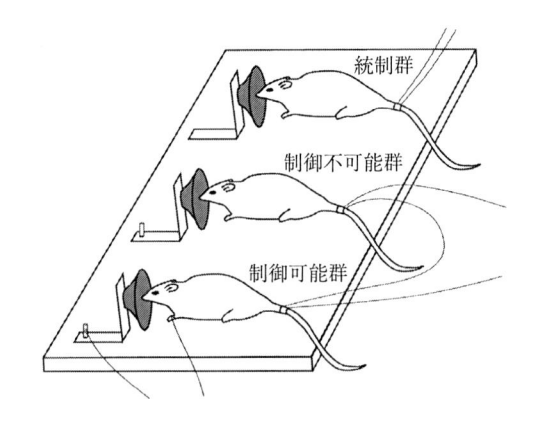

統制群のラットの尾部につけられた電極から電気ショックが与えられることはない。制御不可能群と制御可能群のラットは同一の電気回路でつながれている。制御可能群だけが，目の前の銅板に触れることで電気ショックを止めることができる。実際のラットは自由に動けないように，筒状の網に入れられていた。

図4-6　電気ショックの制御可能性が胃潰瘍の形成に及ぼす影響に関する検討（Weiss, 1968を改変）

さらにウェイスはほぼ同様の実験方法を用いて，電気ショックの到来を予測することができる予測可能群と，予測不可能群，電撃を与えない統制群の3群を用意して実験を行った。予測不可能群でより大きな潰瘍が発生することを

明らかにし，ストレス発生における予測可能性の因子の重要性も明らかにした（Weiss, 1970）。与える電気ショックの強さや持続時間は同じでありながら，制御可能性や予測可能性などの心理的な因子を操作し，それらが身体に与える影響を検討できる点は，心身症や神経症の動物モデルとしてきわめて優れている。いまや潰瘍の形成といった巨視的な観察だけでなく，免疫系への影響を神経科学や分子生物学のような微視的な観点から検討するような研究へと引き継がれている。

● 社長さんは副社長さんよりもつらい？

階層的社会を構成する動物においては，どの階層に位置するかによってストレスの強さが異なることが知られている。たとえば，グループ内でボスが不在になり新たなボス争いが勃発している場合や，他のグループと抗争状態にあるといった特殊な場合を別にすれば，社会的地位の高いボスほどストレスが少なく階層が下位になるほどストレスが強いと考えられていた。ボスは自由にメスを選ぶこともできるし，餌も自由に食べることが可能だからである。実際にサルにおいては，社会的な地位が低いサルは強いストレスに恒常的にさらされており，ストレス応答系の過剰な活動によって海馬の錐体細胞の数が減少してしまうことが明らかにされている（第5章3「過酷な記憶にさいなまれた時」の図5-9参照）。

群れのボスやリーダーのことをアルファと呼ぶ。近年，このアルファのような社会的に地位が高い個体のストレスについての研究成果が発表された。グスキエールらのグループは，9年間にわたってサバンナヒヒの群れを追いかけ，群れのボスであるアルファと群れにおいて階層が2位の個体であるベータを含む複数のオスの糞を採取して，糖質コルチコイドの濃度を測定した。糖質コルチコイドはストレスに応答して副腎皮質から分泌されるホルモンであることから，糞中の糖質コルチコイドの濃度をもとにストレスの度合いを推定することが可能である。測定の結果，従来の知見と一致して社会的階層が低い個体は

どストレスが強い傾向が確認されたものの、アルファにおいてのみ例外がみられた（図4-7）。すなわち、ベータ以下の個体においては階層が低いほど糖質コルチコイドの濃度が高いが、アルファのそれは最下層の個体と同程度であり、強いストレスが生じていることが推測されたのである（Gesquiere et al., 2011）。社会階層のもっとも上位にいるアルファがなぜそれほど強いストレスを感じているのかについては想像の域を脱しないが、ライバルにその座を奪われる可能性を常に気にしなくてはいけないということがあるのかもしれないし、平時であってもボスとして外敵に対する警戒心を強くもつ必要があるのかもしれない。この知見をそのままヒトの社会に当てはめることはできないであろうが、もし当てはめるとすれば、ヒラ社員もつらいが社長さんもつらく、副社長が一番ストレスが少ないということになる。

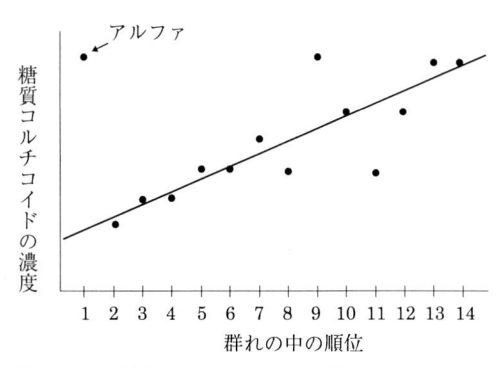

群れの中の順位が下がるほど、糖質コルチコイドの濃度は上昇しており、ストレスが高くなっていることが推測された。順位1位のアルファの糖質コルチコイドの濃度は例外的に高く、最下位水準の個体と同様の高いストレスが推測された。

図4-7　群れの中の順位と糞中の糖質コルチコイドの濃度の関連（Gesquiere et al., 2011を改変）

● 豊かでストレスフルな都市生活

地元ではなく大都会の大学に進学する。地元ではなく大都会の企業に就職する。こうして都市部には人が集まる。実際に、世界の人口の半分は都市部に集中している。仕事もあるし、病院や学校、美術館、運動公園、上下水などのインフラも含めて公共の施設は都市部で充実しており、電車も時刻表を見てから駅に行かなくても数分おきにやって来る。しかし、残念ながら都市部での生活

は田舎での生活よりもストレスが溜まりやすいと考えられ，実際に精神疾患に罹患するリスクは増大する。たとえば，重いうつ症状を示す大うつ病や躁エピソードも示す双極性障害を含む気分障害，不安障害，統合失調症などの発症リスクは都市部で増大する。このような都市生活のストレスが，そこに暮らす人々の精神的健康にネガティブな影響を与えることは確実ではあるものの，その神経生物学的なメカニズムについてはほとんど明らかにされていなかった。

　都会のねずみが田舎のねずみの家を訪れた。田舎のねずみは精一杯のもてなしとして，豆，チーズやパンを振る舞った。その食べ物の粗末さを気の毒に思った都会のねずみは，田舎のねずみを都会に誘った。二人が都会のねずみのすみかに到着すると，テーブル上には人間たちの食べ残したご馳走が残されていた。ゼリーやケーキ，田舎よりはるかに美味しい食べ物を二人が夢中で食べていると，突然ドアが開き番犬たちが飛び込んできた。命からがら逃げ出した田舎のねずみは都会のねずみにこういった。「田舎に帰るよ。脅えながら美味しいケーキを食べるよりも，のんびりと粗末な豆やパンを食べる方がましだからね」（イソップ寓話「都会のねずみと田舎のねずみ」より）

　ドイツにあるハイデルベルグ大学のリーダーボーゲンらのグループは，人口が10万人以上の都市，1万人以上の町，それ以下の田舎に住む人たちの脳が，ストレスにどのように反応するかをfMRIを用いて検討した（Lederbogen et al., 2011）。ストレスは，時間制限の下で計算問題に回答する課題によって与えられ，計算の合間には実験者から「あまりよいできではない」と告げられるなど社会的なストレスも付加された。そのようなストレスにおかれた脳の活動を吟味したところ，人口が多い都市に住む人の扁桃体の活動がもっとも強く，逆に人口が少ない田舎に住む人の扁桃体の活動がもっとも弱いことがわかった。本書でも随所に触れているが，扁桃体は恐怖や不安，ストレスに密接に関連する脳領域であり，不安障害や気分障害との関連も推測されている。同じストレスであっても，過剰に反応してしまう都市生活者の扁桃体は，都市におけるストレス関連疾患患者の多さと関連していると考えられる。また，育った地域の

人口とストレス付加時の前帯状皮質の最前部領域（pACC）における活動が正の相関を示していた。pACC は近年，きまりの悪さを感じる時に活発な活動をすることが明らかにされているが，これまでにもストレス応答やさまざまな精神疾患と関連する領域であることが知られている。都会育ちほどストレスに反応してしまいやすい可能性を補強する知見である。

　われわれは一体何のために働いているのだろうか。自給自足で全てをまかなうことができない現代の生活においては，生きていくために働いて収入を得る必要がある。しかしながら，数十年前の日本に比べれば物質的には格段に恵まれている現代の生活にもどこか不満足を感じ，さらなる贅沢を求めて働いているようにも思える。心身のバランスを崩してしまうまで働いてお金を稼ぎ，今より幸せな生活が本当に待っているのだろうか。

　行動経済学の分野における功績が評価されて 2002 年にノーベル経済学賞を受賞した心理学者であるダニエル・カーネマンらは，お金で幸せは買えるか否かを調査した（Kahneman & Deaton, 2010）。彼らはまず，主観的な幸福感には 2 つの側面があるということに注目した。ひとつは情緒的幸福で，喜びやストレス，悲しみ，怒り，快，愛情などの強さや回数で定義することができる。もうひとつは，自分の暮らしに満足しているか否かを尋ねることによって測られる暮らしについての評価である。彼らは 45 万人に対して調査を行い，上記 2 つの幸福感と年収との関係を調査した。すると，情緒的幸福は年収が増加するにつれ増大していたが，年収 7 万 5000 ドル（1 ドル 80 円で計算すると日本円で 600 万円）を超えるとそれ以上増加することはなかった。一方，暮らしについての評価は年収が増えるほど増加し，情緒的幸福のような天井がないことが明らかになった（図 4-8）。そのほかにも，年収がきわめて少ないと（年収 1 万 2000 ドル以下，日本円で約 100 万円以下），年収が多い人（年収 3 万 6000 ドル以上，日本円で約 300 万円以上）よりも病気，孤独，離婚などの否定的な出来事に対してより多くの不幸を感じることが明らかになった。

　これらのことをまとめれば，次の 3 点になる。それなりに収入がある人には気にならないことも，収入が少ない人にとっては不幸を感じる。年収が増え

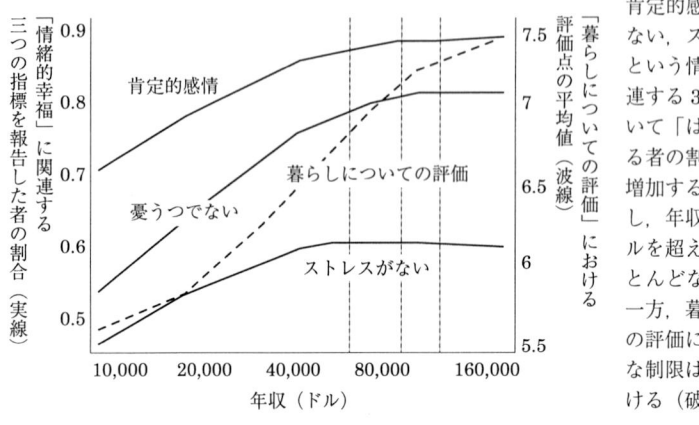

図の縦軸（左・実線）:「情緒的幸福」に関連する三つの指標を報告した者の割合（実線）
図の縦軸（右・波線）:「暮らしについての評価」における評価点の平均値（波線）

グラフ内ラベル: 肯定的感情、憂うつでない、暮らしについての評価、ストレスがない
横軸: 年収（ドル）10,000 / 20,000 / 40,000 / 80,000 / 160,000

肯定的感情、憂うつでない、ストレスがないという情緒的幸福に関連する3つの指標において「はい」と報告する者の割合は、年収が増加するにつれて増加し、年収7万5000ドルを超えると変化はほとんどなくなる（実線）。一方、暮らしについての評価には、そのような制限はなく増加を続ける（破線）。

図4-8　2つの幸福感と年収の相関関係（Kahneman & Deaton, 2010 を改変）

れば、暮らしに対する満足感は上がる。年収が600万円を超えても暮らしに対する満足感は上がるが、毎日の生活で喜びを感じたり、ストレスを感じたりする強さや頻度はほとんど変わらなくなる。お金はあればあるほどよい。しかしヒトの欲には際限がない。無理に働いて心身を壊してしまうリスクを考えれば、この年収600万円という水準がひとつの参考になりそうである。

● うつ病と抗うつ薬

　仕事がつらい。それでも、休暇を取ることができれば、気分を新たに頑張ろうと自分を奮い立たせ、その翌日も職場に向かう。しかし、完全にリフレッシュしているわけではない。じわじわとストレスがたまってくる。肩や背中がこる。寝つきが悪い。お酒の量が増える。ちょっとしたことでイライラする。とくに理由はないのに泣きたくなる。性欲や食欲がない。逆に、どか食いしないと満足できない。職場では集中力がなくなり、小さなミスが増えてくる。上司が心配してくれて、「しばらく休みをとってもかまわない。仕事は同僚たちがやっておくから心配せず、ゆっくりと休養しなさい」と言ってくれているに

もかかわらず,「自分のせいでまた皆に迷惑をかけてしまう。申し訳ない」と自責の念にとらわれる。心配した上司や家族が付き添ってくれて精神科を受診し,そこでうつ病と診断される。うつ病はいまや一部の人がかかるめずらしい病気ではない。ある調査では,日本人のうつ病の生涯有病率は6.7%である。しかしながら,精神的な疾患であることや,気合いが足りないからだなどの精神論を唱える者からの批判を恐れ,罹患(りかん)したとしてもあまり口外しないことから一般における認知度が低い疾患であった。

心が沈む,幸せな感じがしないという抑うつ症状は多くの人に存在し,3人にひとりがそのような抑うつ症状を抱えていると考えられている。抑うつ症状が強くなり,日常生活に支障が出てくると,それは病的であると診断される。抑うつを含む精神疾患のひとつは大うつ病である。大うつ病は,「何をやっても楽しくない,朝に最大となる強い抑うつ感,早朝覚醒,動作緩慢,イライラ感,食欲の減少,体重減少,強すぎる自責感」などを特徴とする。このようなうつ病エピソードに加え,少なくとも1回以上の躁(そう)病エピソードがある場合には双極性障害と診断される。躁病エピソードとは,うつ病エピソードにおける行動とはほぼ正反対の行動である。すなわち,楽しくて仕方がない,気力が充実している,眠る必要がないくらいエネルギーに満ちている,ほとんど連絡を取っていなかった友人に電話をかけまくる,過度の浪費,奔放(ほんぽう)すぎる性行動がみられるなどである。

大うつ病と双極性障害は,同じ強いうつ病エピソードをもち,躁病エピソードがあるか否かだけの違いではあるものの,その病態や原因は大きく異なっていることが明らかにされつつある。そのような基礎的な知見や精神科医の臨床的な経験の蓄積により,実際に処方される薬も大きく異なる。たとえば大うつ病においては,選択的セロトニン再取り込み阻害薬やセロトニン・ノルアドレナリン再取り込み阻害薬などの抗うつ薬が処方される場合が多い。一方,双極性障害の場合には,気分安定薬であるリチウムや抗精神病薬であるクエチアピンなどの薬剤が第一選択されるのである(日本うつ病学会治療ガイドライン,2011)。

世界中で抗うつ薬を日常的に服用する人の数は増加し，その思いもよらない影響が懸念されている。河川に棲むヨコエビたちが魚などの捕食者に捕まりやすくなり，その数が減少する可能性を指摘した報告である（Guler & Ford, 2010）。ヨコエビは甲殻類ではあるが，一般的なエビとは少し異なり，エビがからだを横にしているかのようにして生活する生物である。抗うつ薬を服用する人が増加し，分解されない抗うつ薬の成分が尿として排出され，下水を通じて河川に流れ出し，それらを生物が摂取する。通常，川に棲むエビは岩陰や水草の中に隠れて生活し，魚などの捕食者から身を潜めて生活している。しかし，水中に微量に含まれた抗うつ薬の成分を摂取してしまうことにより，警戒心が抑制され，性格がある意味で大胆かつ楽観的になり，隠れずに水中を泳ぎ，結果として捕食者に見つかってしまうのである。甲殻類であるエビに抗うつ薬が本当に作用するのかという疑問は残り，今後詳細な検討を行う必要がある。しかしながら，そのような警戒心と大胆さの度合いから抗うつ薬や抗不安薬の効果を測定しようという試みは，すでにマウスやラットなどの実験動物を用いて実用化されており，荒唐無稽な話ではない。

　現在市販されている抗うつ薬や抗不安薬のほぼ全てについて，ヒトを対象にした臨床試験の前に実験動物を用いた基礎試験が行われている。とくにオープンフィールドテストと呼ばれるテストは，研究報告が多くかつ簡便であることからきわめてよく使用される課題である。このテストは，齧歯類の情動性を評価するために1930年代にホールによって開発が始められた（Hall, 1934）。実験装置は，明るい照明の下に置かれた高さ45cmの壁を持つ直径1.2mのただの円柱状の箱である（図4-9）。齧歯類には，明るい場所や広い場所を恐れるという傾向がある。一方，新しい環境に置かれると，そこを探索するような行動が増える。すなわち，オープンフィールドテストの装置に置かれると，齧歯類には怖いので安全そうな壁際でじっとしていたいという欲求と，怖いけれどどのような場所なのか探索しておきたいという欲求の間に葛藤が生じると予想される。野生においては広い場所でうろうろしていれば捕食者に捕まってしまう危険がある。そうはいうものの，じっと動かなければ餌にありつけず餓死

してしまうかもしれない。この2つの間のバランスをとる必要がある。

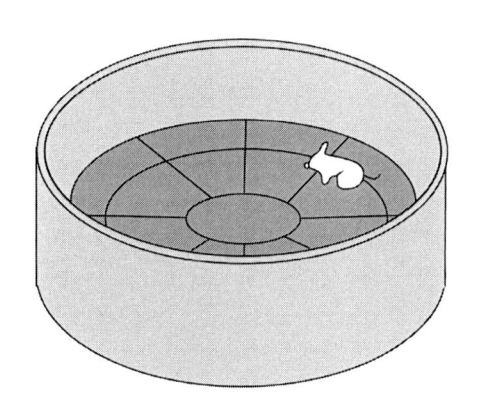

そのような生態学的な背景をふまえ、オープンフィールドテストでは、個体の恐怖が少なければ、フィールドの真ん中に出てくる時間やフィールド内を移動する距離が増えると考える。その他にもフリージングと呼ばれる無動、リアリングと呼ばれる後肢立ち、グルーミングと呼ばれる毛繕いの回数や持続時間、脱糞数などが恐怖や不安を推測する指標として用いられる。系統による差、個体による差が存在するが、ラットに抗不安薬や抗うつ薬を投与すると、中央の区画に出てくる回数や時間が増加することがよく知られている。不安を抑制されたラットが探索の欲求を高めた結果であると考えられる。また、動物のうつや不安を評価する行動課題として、高架式十字迷路や強制水泳課題なども一般的によく用いられる。オープンフィールド課題と合わせて、ヒトの抗うつ薬や抗不安薬の開

図4-9 オープンフィールドテストで用いられる円型の装置

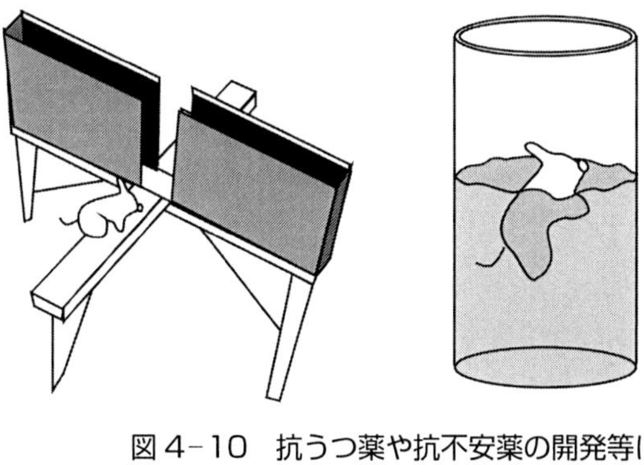

左は高架式十字迷路で、床から約50cmの高さにあり、壁に囲まれた暗い走路と壁のない明るい走路からなる。通常は明るい走路に出てくることは少ないが、抗不安薬を投与すると明るい走路にも出てくるようになる。右は強制水泳課題で、最初は泳ぎ続けるが徐々に無動状態に陥る。しかし、抗うつ薬を投与すると無動時間が短くなることが知られている。

図4-10 抗うつ薬や抗不安薬の開発等に用いられる実験場面

発，さらには効果の評価には欠かすことができない実験場面となっている（図4-10）。

(安部博史)

トピック11

モーツァルト効果

　胎教といえば，やはりモーツァルトの曲を聴かせることが最初に思い浮かぶだろう。あのモーツァルトの曲が母体を通して胎児に心地よく響き，生まれた後で音楽的ひいては知的な能力の開花につながるのではないかという淡い期待があるからだろう。

　モーツァルト効果という現象がある。1993年に科学雑誌"Nature"に掲載されたラウシャーら（1993）の論文が大きな注目を集め，この名が広まった。彼らは，モーツァルト作曲の『2台のピアノのためのソナタ　ニ長調　K.448』を大学生に聴かせたところ，他の音楽を聴いた場合や何も聴かなかった場合と比較して，スタンフォード・ビネー式知能検査の下位問題のひとつである空間認識において成績が向上したこと，さらにこの効果は音楽聴取後10～15分間だけ起こる限定的な効果であることを報告した。さらにラウシャーら（1998）は，T型迷路においてラットの場所学習を行って，モーツァルトの曲を聴かせると成績が向上することも報告しており，確実な科学的現象として主張されてきた。

　その後，最初の実験では36人の実験協力者しか用いておらず客観性に欠ける，同じ現象が再現できない，単に音刺激によって脳の覚醒水準が高まったからだなどの批判がなされ，大きな論争を巻き起こした。その一方で，モーツァルトの曲を職場で流したところ作業能率が高まり人為的なミスが減った，酒蔵で流したらまろやかな酒ができあがった，ビニルハウスの中で流したら農作物の収量が増したなど多様な報告がなされてきた。とはいえ，ドイツ教育省は詳

細な分析を行い，2007年にはモーツァルト効果は存在しないと結論づけている。

　これまでの報告を総合すると，音楽が脳の活動や血流に影響を及ぼし，それが心理的な側面に何らかの影響をもたらしている可能性は否定できないものの，それがモーツァルトでなければならないという確証は得られていない。要は，母親が精神的に安定し心地よくなるような環境をつくることではないだろうか。

（古川　聡）

4　生活リズムが乱れてきた時

　学校に行きたいのに行けない。これは不登校と呼ばれる不適応行動で，小学生でも起こりうるが，中学生になると激増する。この不登校児の中に，寝る時刻も起きる時刻も遅い，その時刻が一定ではないなど，健康な睡眠—覚醒のリズムが維持できていない場合があることが指摘されている。健康な生活には一定のリズムが必要である。このリズムが乱れた場合，脳の中では何が起こっているのだろうか。時間生物学の知見を中心に考えてみよう。

● 不登校と生活リズムの乱れ

　文部科学省では，不登校を「何らかの心理的，情緒的，身体的あるいは社会的要因・背景により，児童生徒が登校しないあるいはしたくともできない状況にあること，ただし病気や経済的な理由によるものを除く」と定義している。そして年間30日以上欠席した場合を不登校とみなして，その数の集計を行っている。2007（平成19）年度の全国学校基本調査によれば，小学生2万3926人，中学生（中等教育学校前期課程を含む）10万5328人が不登校とみなされ，中学校では34人にひとり，中学3年生でいえば28人にひとりの高い割合を

示し，2年連続で増加している。

　さらに平成19年度の学校基本調査ではじめて，このような不登校がなぜ増加したのかを都道府県教育委員会に聴取したところ，人間関係をうまく構築できない子どもが増加した（93%），家庭の教育力低下で基本的生活習慣が身についていない（82%），嫌がるものを無理に行かせることはないとするように保護者の意識が変化した（65%），無気力で何となく登校しない子どもが増えている（64%）などが理由としてあげられた。この基本的生活習慣の形成が不十分である子どもの中に，睡眠—覚醒をはじめとした生活リズムの乱れが原因で生じた不登校も含まれるであろう。

　市川（2008）によれば，平均年齢12.5歳の不登校児40例（男子24例，女子16例）の睡眠—覚醒状況を3カ月間にわたって詳しく調べた結果，15例は通常通りの睡眠—覚醒リズムを示したものの，15例は睡眠開始時刻が後ろにずれてしまった睡眠位相後退型，7例は1日を24時間以上の周期で過ごしていた非24時間型，3例は日によって睡眠—覚醒の時間が定まっていない非定型型であった。長期に観察した結果，非定型型は睡眠位相後退型と非24時間型に移行したことから，通常の睡眠—覚醒周期が乱れた途中経過が非定型型であることがわかった。

　さらに渥美（1996）では，この40例のうちの6例について携帯型体動計によって客観的な活動リズムの測定をし，あわせて携帯型体温ロガーによる生理学的な計測を行った結果，睡眠—覚醒の状況と活動リズムはほぼ同じ傾向を示したものの，生理学的指標は正常に近い値を示してリズム障害というほどではなかった。このことは，睡眠—覚醒のリズムという行動面からとらえた所見と比べて，生理学的な面では実際には症状は軽度であり，時間療法や高照度光療法などによって不登校児の生活リズムは改善できる可能性が大きいことが示唆される。

● 夜型人間

昨晩は何時に寝て，今朝は何時に起きたか。大学生236名に調査した結果（中村，2004）をみると，真夜中を過ぎてから就寝する者が過半数であった一方で，7時以前に4割ほどが起床していた（表4-3，表4-4）。その差でみると，4割ほどの学生で睡眠時間が6時間以下という短睡眠になっていた（表4-5）。また，1999年の調査（石原，2001）によると，平均就寝時刻は小学生で22時台，中学生で23時半，高校生で24時半であったことからすれば，大学生でそのような夜型の結果になったことは当然であろう。さらに，日本の児童生徒の睡眠時間は欧米諸国と比較して30〜90分ほども短く，スイスと比較すると150分も短いことがわかった（福田，2003）。つまり，現在の日本の子どもは寝るのが遅い夜型で，さらに睡眠時間が短いことが特徴といえる。

社会全体で活動時間帯が夜間に移行し，それに合わせて24時間営業の店舗も増えた。さらに思春期以降，塾や予備校に通うことで帰宅する時

表4-3 大学生の就寝時刻
（中村，2004を改変）

就寝時刻	人数（％）
22：00〜23：00	13（ 5.5）
23：00〜 0：00	77（32.6）
0：00〜 1：00	83（35.2）
1：00〜 2：00	48（20.3）
2：00以降	15（ 6.3）
合計	236（100.0）

表4-4 大学生の起床時刻
（中村，2004を改変）

起床時刻	人数（％）
4：00〜5：00	3（ 1.3）
5：00〜6：00	33（14.0）
6：00〜7：00	69（29.2）
7：00〜8：00	81（34.3）
8：00〜9：00	30（12.7）
9：00以降	20（ 8.1）
合計	236（100.0）

表4-5 大学生の平均睡眠時間
（中村，2004）

睡眠時間	人数（％）
5時間以下	27（11.4）
5〜6時間	62（26.3）
6〜7時間	68（28.8）
7〜8時間	53（22.5）
8時間以上	26（11.0）
合計	236（100.0）

刻が遅くなり，ラジオやテレビの深夜番組の視聴，ゲーム，メールなどで自分の時間を使おうとすると，結果として就寝時刻が遅くなってしまうのが現実であろう。

　しかし，夜型にはいくつかの問題がある。われわれの就寝時刻と起床時刻は体温の日内変化と密接に関連しており，一般的には体温が下降してきた時間帯に就寝し，体温が上昇し始める時間帯に起床する（図4-12）。それにより，朝型は体温の上昇とともに起床するので目覚めがよく，午前中は気分よく作業ができ，加えて作業能率もよい。夜になるにつれて体温も下がるので，入眠もスムーズである。これに対して夜型では，起床しても体温が上昇しないために目覚めが悪く，気分よく作業ができるようになるまでには時間を要するために，結果として作業能率も上がらない。さらに，体温が下がらないうちに夜を迎えてしまうため，眠気も起こらず入眠に努力を要することになる（Kerkhof, 1985, 1998）。睡眠─覚醒というリズムの面では，夜型人間は悪循環に陥っているといえる。

　子どもの夜型の問題点のひとつに，成長ホルモンの分泌時刻をあげることができる（図4-11）。入眠した直後から成長ホルモンの分泌量は急激に増加し，数時間後には再び通常のレベルに戻ってしまう。夜型では，この分泌リズムが乱れてしまい，成長期の子どもにとって健康な身体発達が阻害される可能性があることから好ましいものではない。

　このような生理的な影響に加えて，心理的な面にも多大な影響が生じることを示すのがウォルフソンとカースケイドン（1998）の研究である。彼らは，アメリカ人の高校生3120人を調査対象として，平日と週末の就寝時刻と起床時刻，睡眠時間を尋ね，それと自己申告による学業成績をA評価からD評価までに分けて，それぞれの関係を調べた。その結果，A評価と主張した生徒と比べて，申告成績が低くなるほど平日も週末も就寝時刻が遅くなった（表4-6）。しかし平日の起床時刻はA評価の生徒とD評価の生徒では7分しか違いはなく，結果として成績が低い生徒では睡眠時間が短い状態で登校し，勉強していたことになる。ただし，週末は起床時刻が遅くなるため，睡眠時間は成績の相

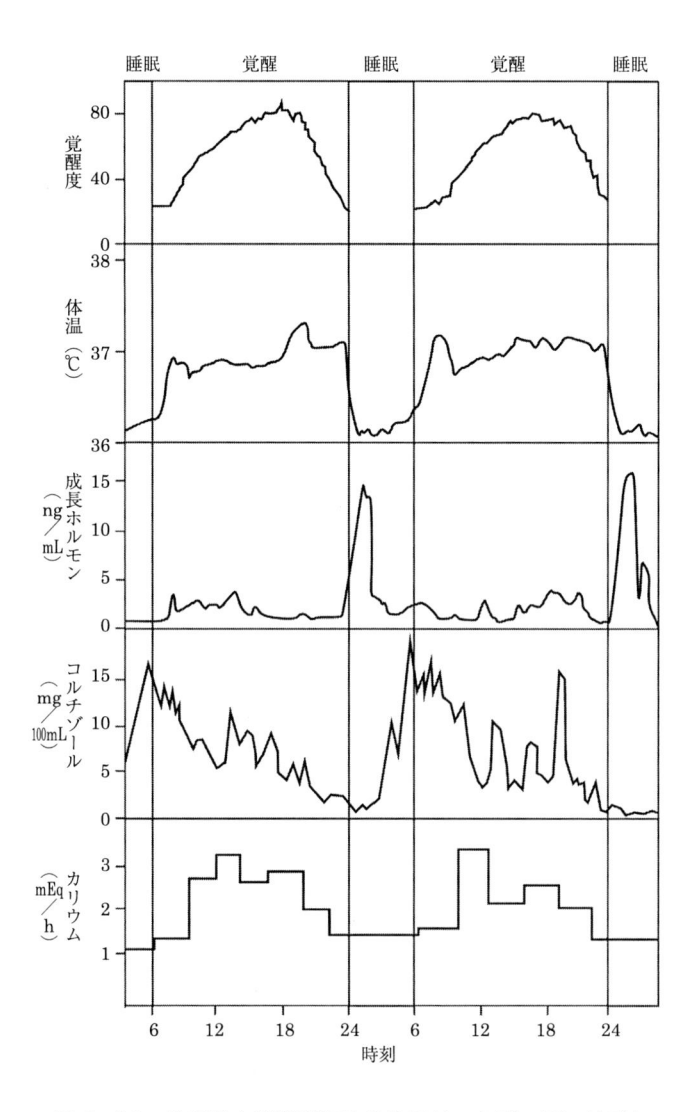

図4-11 生理的な諸機能にみられるサーカディアンリズム
(Coleman, 1986を改変)

違による大きな差はなかった。

このような睡眠型による成績の差が何に由来するのだろうか。その可能性を

表4-6　睡眠習慣と学業成績との関係 (Wolfson & Carskadon, 1998をもとに作製)

		学習者自身による学業成績の自己申告結果			
		A評価	B評価	C評価	D評価
平日	平均就寝時刻	10:27 pm	10:32 pm (＋5分)	10:52 pm (＋25分)	11:22 pm (＋55分)
	平均起床時刻	6:02 am	6:05 am (＋3分)	6:10 am (＋8分)	6:09 am (＋7分)
	平均睡眠時間	7時間35分	7時間33分 (－2分)	7時間18分 (－17分)	6時間47分 (－48分)
週末	平均就寝時刻	12:06 am	12:29 am (＋23分)	1:09 am (＋63分)	1:33 am (＋87分)
	平均起床時刻	9:21 am	9:43 am (＋22分)	9:59 am (＋38分)	10:33 am (＋72分)
	平均睡眠時間	9時間15分	9時間14分 (－1分)	8時間50分 (－25分)	9時間00分 (－15分)

表中の（　）内の数字は，A評価と自己申告した生徒との差を示す。

示唆するのが，小学6年生の睡眠─覚醒リズムと学習状況を調べた研究である（松村，1994）。朝型・夜型分類アンケート日本語版児童用の検査結果をもとに分類したところ，夜型で睡眠時間が短い児童ほど授業時間中に眠気とだるさを感じており，午前中の授業では注意を集中させるのが困難であった。したがって朝型と比べて夜型では，眠気やだるさが残っているために勉強に注意を集中させることが困難で，その結果として学業成績の低下が招かれている可能性が考えられる。

● **生物リズム**

われわれの生活，その背後にある環境には一定のリズムがある。短いものからいえば，約12.4時間周期を示す潮の干満のようなサーカタイダルリズム，約24時間周期を示す昼夜などのサーカディアンリズム，約14.7日周期を示す2つの大潮の干満の周期であるサーカシジギックリズム，約29日周期を示

す月の満ち欠けのようなサーカルナリズム，そして約1年で変化する春夏秋冬のようなサーカニュアルリズムが環境に関する代表的な周期的変化である。このような多様な周期的変化が重なり合いながら，われわれの生活空間を彩っている。

　外的環境にみられる周期的な変化に同調した内因性の変動を生物リズムと呼ぶ。ほぼ1日の変動という意味のサーカディアンリズム（概日リズム）を示す変動はもっとも多く認められ，前述した睡眠—覚醒の交替や体温，さらにはホルモンの分泌量などで起こっている。内因性という意味は，明暗のような外的手がかりから与えられる周期性の情報を剥奪した環境においても，なおかつ周期的な変動を示すことをさす。

　たとえば，図4-12はある人物の睡眠—覚醒周期を45日間にわたって記録したもので，最初の9日間は明暗や気温が24時間周期で変化する通常の環境下で生活した場合，その後の25日間は時刻を知る手がかりを全て排除した環境下での活動である。そして最後の11日間は元の24時間周期の環境に戻した場合である。最初は規則正しい24時間周期で活動しているものの，時刻を知る手がかりとなる時刻同調因子がなくなった途中の段階では，この人物は約25時間周期で睡眠と覚醒を繰り返した。しかし，再び時刻を知る手がかりが与えられると規則的な24時間周期に戻っていることがわかる。一般的に，時刻同調因子をなくした状態で活動させた時にみられる自由継続リズムあるいはフリーランリズムと呼ばれる変化の周期は，ヒトでは24.5〜25.5時間，ハムスターでは24時間，マウスでは23時間ほどになることが報告されている。そのため，不登校児ではあえて24時間周期にあわせようとしなくなり，ヒト本来の周期性が現れるために非24時間周期の生活をしてしまうのではないだろうか。なお，ヒトの場合は，女性のほうが男性よりもわずかに自由継続リズムの周期が短いことも指摘されている（本間, 1993）。

　外的手がかりがなくても規則的に活動したということは，それをコントロールしている脳部位があるはずだ。これが生物時計（生理時計あるいは体内時計とも呼ばれる）の存在を仮定する根拠となる。リズムを生み出す脳部位はどこに

自然の状態

隔離状況下での
フリーラン

24 時間周期
に戻す

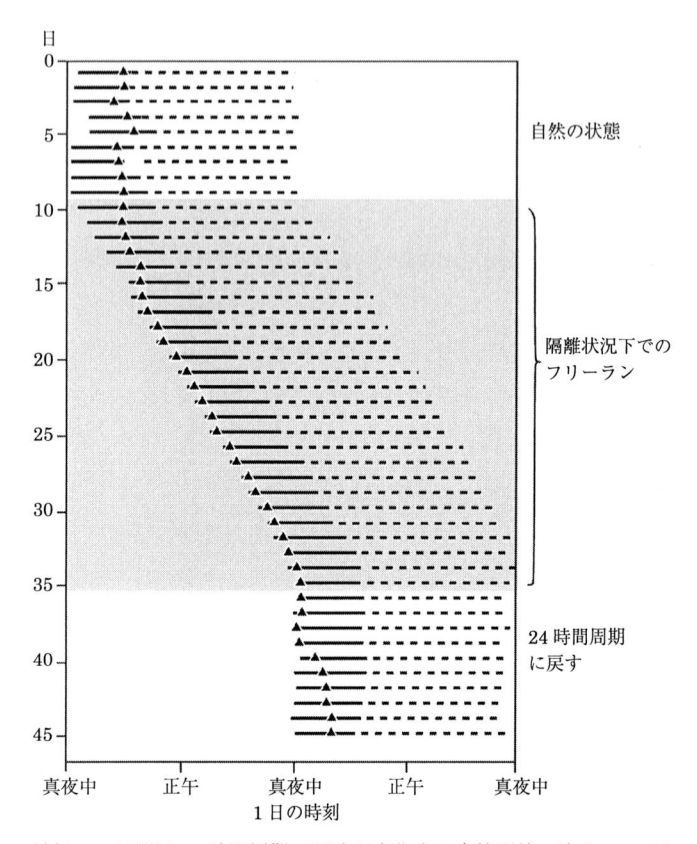

真夜中　　正午　　真夜中　　正午　　真夜中
1 日の時刻

最初の 9 日間は 24 時間周期で明暗が変化する自然環境，途中の 25 日間は常に明るい隔離環境，最後の 11 日間は 24 時間周期で明暗が変化する自然環境で過ごした場合。実線は睡眠，破線は覚醒，▲はその日のうちでもっとも体温が低かった時刻を示す。

図 4-12　ある人物の 45 日間の睡眠—覚醒周期
（Dement, 1976 を改変）

あるか。その脳部位の活動を支援しているシステムは何か。環境内の何の変化に同調しているのか。このような疑問に答えようとするのが，心理学と医学と生物学の学際的学問領域としての時間生物学である。

● 生物時計

　リズムを生み出す部位，すなわち生物時計がどこにあるかに関して，視交叉上核(しこうさじょうかく)がもっとも重要な部位として指摘されてきた。左右の眼球から出た視覚神経が交叉する部位，すなわち視交叉（第2章1「人の顔が顔に見えない時」の図2-5参照）のすぐ上にある左右一対の小さな神経核である。視交叉上核を実験的に損傷すると，睡眠─覚醒，摂食，摂水など通常の生理的活動で認められるサーカディアンリズムが消失すること（Edgar et al., 1993），そのような動物に別の健康な動物から摘出した視交叉上核を移植すると，消失していたサーカディアンリズムが再び現れること（Ralph et al., 1990）などが，視交叉上核が生物時計であるという説を主張する重要な根拠となっている。

　時計遺伝子の存在も指摘されている。視交叉上核を構成する神経細胞をひとつずつ単離して組織培養皿の中で培養すると，それぞれの神経細胞が24時間周期を示すことが明らかになっている（Yamaguchi et al., 2003）。神経細胞の中に組み込まれている時計遺伝子によってタンパク質の合成が24時間にわたって上がったり下がったりする変動が引き起こされ，その情報が個々の細胞の機能に変換される，言い換えれば遺伝子発現が起こって結果としてさまざまな機能でサーカディアンリズムを示すようになるのだ。

● 概日リズム睡眠障害

　睡眠─覚醒の変化もサーカディアンリズムを示し，外界の明暗や時計からの情報などによって日々リセットされながら，規則正しく進行している。しかしながら，その周期がずれたり失われたりすると健康な睡眠─覚醒リズムが維持できなくなり，睡眠障害に陥ることにもなる。睡眠で認められる異常のひとつに概日リズム睡眠障害があり，具体的には睡眠位相後退症候群，睡眠位相前進(いそう)症候群，非24時間睡眠─覚醒症候群からなる。

　睡眠位相後退症候群（表4-7）は，遅寝遅起きの生活パターンで，日中の行

表 4-7 睡眠位相後退症候群の診断基準（最小限基準）（睡眠障害国際分類，1990）

A 望ましい時刻に入眠できない，望ましい起床時刻にひとりでに目がさめない
B 望ましい睡眠の時間帯に比べて，患者の主要な睡眠エピソードの位相が後退している
C 症状は少なくとも1カ月は続く
D 規則正しい生活を要求されないとき
　1　睡眠の質と持続は正常
　2　ひとりでに目がさめる
　3　位相は後退しているが安定した24時間周期の睡眠—覚醒パターンが持続する
E 睡眠日誌で睡眠の位相後退が少なくとも2週間持続している

表 4-8 睡眠位相前進症候群の診断基準（最小限基準）（睡眠障害国際分類，1990）

A 望ましい時間まで起きていることができない，あるいは望ましい覚醒時間まで眠り続けることができない
B 症状は少なくとも3カ月は続く
C 習慣的睡眠の時間帯が前進していることが，24〜36時間の睡眠ポリグラフィ記録から明らかである

動や心理状態とは関係なく朝方まで眠りに入ることができないが，いったん眠りにつけば比較的安定した睡眠が得られ，場合によっては健常者よりも睡眠時間が長いこともある．本人が努力してもなかなか健常な睡眠—覚醒リズムにならないため，遅い時間まで目覚めることができず，時間通りに登校したり出勤したりすることが困難である．思春期から青年期にかけて多い．これが最初に述べた不登校で起こりやすいリズム障害の代表である．

　一方，睡眠位相が早まる睡眠位相前進症候群（表4-8）は，日の出とともに目覚め，日没とともに寝るようなパターンである．比較的高齢者に多く，20時頃になると就寝しなければならないほどの眠気を感じ，朝は極端に早い時刻に目覚める．睡眠時間は十分にとっているので，日常的には大きな問題とはならない．しかし，夜に何かしらの用事があって起きていなければならない場合，それが非常に困難になってしまう．高齢になるほど，生物時計の周期が24時

表4-9　非24時間睡眠—覚醒症候群の診断基準（最小限基準）
(睡眠障害国際分類, 1990)

A　睡眠開始困難，覚醒困難の訴え
B　24時間に同調した睡眠—覚醒パターンを維持することができずに，睡眠開始と終了時刻がだんだんと遅れていく
C　こうした睡眠のパターンが少なくとも6週間続く

間以下に短縮することが背景にあると考えられている。

　睡眠—覚醒リズムの発現を支援しているシステムとしてホルモンが考えられる。たとえば松果体から分泌されるメラトニンは，昼間の明るい環境下では血中濃度が低く，夜間の暗い環境下では逆に高濃度で分泌されて全身の末梢器官に送られている。このメラトニンの分泌は，昼間は覚醒し夜間に集中的に睡眠をとることができるようになる生後3カ月以降に始まり，1歳頃まで急速に分泌量が高まった後，思春期頃まで高い水準で持続する。その後は加齢にともなって分泌量が減少していく。このことも位相が前進する要因となりうる。

　非24時間睡眠—覚醒症候群は，24時間周期で変動する外部環境に適応できず，毎日ほぼ一定時間，多くは1時間前後，睡眠位相が徐々に後退していく（表4-9）。生物時計と適切に同調する機能に障害があるため，内因性のリズムがそのまま現れてしまい，結果として24時間よりも長いリズムで睡眠と覚醒を繰り返すことになる。自由継続リズムで生活しているようなものである。これが不登校に至る最初の段階で現れる不規則な生活である。

　このような3つの睡眠障害をみていくと，不登校の子どもたちが陥りやすい障害は睡眠位相後退症候群と非24時間睡眠—覚醒症候群である。本来ならば時刻同調因子にしたがって睡眠と覚醒を繰り返すはずなのだが，生物時計に同調させる機能が弱まっている可能性がある。最初は24時間周期で健康な生活ができていたものの，何らかの理由によって登校がままならなくなり，それとともに睡眠—覚醒の周期に乱れが生じてリズムが非定型型になり，同調機能の低下が加わって睡眠位相が後退したり，24時間以外の周期で生活するよう

になったりして，明らかな睡眠障害に立ち至ったという流れが浮き彫りになる。

(古川　聡)

トピック 12

ゲームで頭はよくなりますか

　ゲームのし過ぎで頭が悪くなるとか，キレやすくなる。その逆に，ゲームをしながら脳やからだを動かして頭をよくするなど，ゲームと認知機能に関することがらは，われわれの日常会話のみならず，マスコミの記事の中にもあふれている。

　脳科学の研究は，それらの因果関係についてどの程度明らかにしているのであろうか。日常的には何気なく共有している知見も，科学的研究を行うとなると少々準備が必要となる。たとえば，「ゲーム」とひと口にいうものの，非常に多くの種類が存在する。おおざっぱな分類だけでも，アクション，シューティング，ロールプレイング，アドベンチャー，最近ではリズム／ダンス，パーティーゲーム，FPS，MO，MMO，能力開発なども加わっている。またこれらには分類ができない類のゲームもある。

　それぞれのゲームに使う脳の機能はさまざまに異なっているはずである。たとえ同じシューティングゲームであっても，画面上に現れる全ての物体を攻撃してよいゲームと攻撃してはいけない物体が現れるゲームでは，使用する脳の機能はかなり違うことが予想される。また，ゲームの上手な人がプレイしているのを見ていると気づくが，初心者とは異なる洗練されたやり方でゲームをしている。同じゲームであっても人により使用する機能が異なってくるのである。ゲームが多種多様である現在，一般的に「ゲームが脳によいのか悪いのか」を断定することは，ほぼ不可能であり，個別に調べていくほかなさそうである。

(安部博史)

第5章

病んでしまったこころ

　人は誰でも，朝早く起きるのはつらいし，来週の試験のことを考えると憂鬱になる。何か昔の嫌な出来事を急に思い出して，自分が消えてしまいたくなるようなこともある。ふと自殺をしたらどうなるだろうかなどと考えたりすることさえある。ストレスが原因で食べ過ぎてしまったり，お酒を飲み過ぎてしまったりするのは日常茶飯事。自分でもばかばかしいと思っていても，どうしてもやめられないことがあったりする。それでも何とか，毎日をそれなりに楽しく過ごしている。

　しかしながらそれらが原因で日常生活に支障が出てくると，自らの意思やまわりの勧めで病院やクリニックに足を運ぶことになる。多くの場合，カウンセリングなどの心理療法に加えて薬物が処方される。精神疾患の治療に用いられる薬物は向精神薬と呼ばれ，それらは主に脳や脊髄における神経細胞，グリア細胞，それに血管などの働きに作用することで症状を改善する。

　幻覚や妄想などに苦しめられる統合失調症では脳内のドーパミン系の過剰な活動が想定されており，それらの働きを抑えることにより症状を改善する優れた薬剤が次々と開発されている。それとは逆に，神経難病のひとつであるパーキンソン病では，特定の脳領域におけるドーパミン系の機能不全が明らかにされており，ドーパミンをつくるための材料を補うことにより症状は改善される。

　本章では，さまざまな精神疾患に関連した脳の異常や，その治療における薬物の作用を中心に解説する。

1 幻聴が聞こえた時

　突然，耳元で「死んでしまえ」「お前は生きている価値がない人間だ」と言われたら，どう感じるだろうか。恐怖を感じる人もいるであろうし，怒りを感じて大声で言い返す人もいるかもしれない。電信柱の陰から双眼鏡を持って私を見張っている人の影が見えたら，どうするだろうか。近くにいる人に助けを求めてすがりつくかもしれない。それらはきわめて合理的な反応であろう。しかしながら，そのような声や人影が本人以外には聞こえなかったり見えなかったりすればどうだろうか。統合失調症患者の中には思考障害に加え，そのような幻覚にもとづいて，一見すると理解不能な言動をする患者もいる。このような病態は少しずつではあるが確実に明らかにされてきており，統合失調症はもはや理解不能な病ではなくなりつつある。

● 幻覚

　通常，われわれが何かを感じる時，そこには物理的な刺激が存在している。たとえば，何か見えるのであれば，そこに物体が存在するにちがいない。物体に反射された光が網膜上の錐体細胞や桿体細胞などの視神経細胞で検出され，その後脳内でさまざまな処理が行われ視覚的な体験が生じる。何か聞こえるのであれば，音源が存在しているはずである。音源から生じる空気の振動が蝸牛という器官に備わる有毛細胞と呼ばれる聴神経細胞で検出され，脳による処理を経て聴覚的な体験が生じる。すなわち，何も存在していないところに物を見たり，音を聞いたりするということは通常は考えられない。
　このように感覚や知覚には本来は物理的な対象が存在しており，対象が存在していない場合の感覚や知覚は幻覚と呼ばれる。幻覚は感覚モダリティーの数だけ存在すると考えられるが，それらの中でも，存在しない物を見る幻視や，

存在しない音を聴く幻聴，存在しないはずの物の臭いを感じる幻臭がよく知られている。また，事故や手術により手足の切除を余儀なくされた人が，実際には存在しない手や足に痛みやしびれを感じる幻肢といった特殊な例も存在する。

このような幻覚が発生するメカニズムについては，残念ながらほとんど明らかにされていない。少ないながらも幻聴のメカニズムについては，自分の思考を自分のものとして認識することができず，外部から発せられたものであると誤認識してしまう自己モニタリングの障害による可能性（Frith & Done, 1988）や，情報を過剰に取り込み本来無意味な聴覚刺激に意味を与えてしまっている可能性（Vercammen et al., 2008）などが提案されている。

そのような中，ダールマンらは，統合失調症患者の多くに幻聴が報告されることと，患者の多くが発語や記憶，注意，抑制などのさまざまな認知機能に障害を示すことから，幻聴とそれらの認知機能の間に何らかの関係があるのではないかと考えた。そこで，精神疾患はないが幻聴のある者と精神疾患も幻聴もない者を実験対象にしてさまざまな認知課題を実施し比較することで，幻聴と認知機能の間の関係を明確に検討しようとした。すると，幻聴のある者は幻聴のない者と比較すると，臨床的に問題となる水準ではないものの実行機能と言語に関する機能の一部に有意な低下がみられ，それ以外の認知機能に違いはなかった（Daalman et al., 2011）。このことは，幻聴に言語機能が密接に関与することを示唆しており興味深い。

人の声が聞こえてくる幻聴が病気でもないのにありうるのかと不可思議に思うかもしれないが，ある調査によれば児童期や思春期においては 5.7 〜 21.0%，成人では 10.0 〜 15.0% において，程度の差はあれ幻聴体験が存在する（Badcock & Hugdahl, 2012）。すると，次のような疑問が生じてくる。精神的な疾患を抱えていない人の幻聴と統合失調症の人が体験する幻聴には違いがあるのだろうか。

ディエデレンらは，精神疾患はないが幻聴がある 21 名と，精神疾患があり幻聴がある 21 名を対象に，幻聴体験中の脳内活動を fMRI を用いて検討した。精神疾患の内訳は，統合失調症 10 名，分裂感情障害 2 名，特定不明の精神病

9名であった。実験参加者は，fMRIの装置に入って脳内活動のレベルを記録されながら，幻聴が聞こえた時に手にしていた風船を握りしめるように求められた。風船を握りしめている時とそうでない時の脳活動を比較すれば，幻聴に特異的な脳内活動を浮き彫りにすることができるはずだ。その結果，両側の下前頭回，島，上側頭回，縁上回，中心後回，そして左側の中心前回，下頭頂小葉，上側頭回，さらに右側の小脳の活動が幻聴と関連していることが明らかになった（Diederen et al., in press）。これらの脳部位の解剖学的な位置は図0-2を参照してほしい。

　これらの領域は，統合失調症をはじめとする精神疾患において出現する幻聴に関連して賦活する脳部位ときわめてよく一致していた。左側の前頭領域や側頭頭頂領域の活動は，幻聴が言語の知覚や発語過程に関連することを示唆しており，上述のダールマンらの結果とも一致する。しかしながら現在のところ，上記のような脳部位の賦活と自己モニタリングの障害仮説をはじめとするさまざまな仮説との関連を完全に説明することはできていない。一方，意外なことに幻聴を体験している時の精神疾患患者と健常者の脳活動には違いが見つからなかった。どのような幻聴もその発生に関する脳内メカニズムは同じなのかもしれないと考えられる一方で，それに対し異を唱える研究者（Badcock & Hugdahl, 2012）が存在することも事実である。

● 統合失調症の症状

　自分の名前が呼ばれたので振り向いたが誰もいなかったり，一瞬人の姿を見てドキリとしたが見直してみると誰もいなかったりといった経験を一度や二度はしたことがあるのではないだろうか。一方，自らの意思で幻覚を見ようと思ってもなかなか難しい。ところが，いわゆる違法薬物の中には，幻覚を生じさせるものがあることがよく知られている。LSD，マジックマッシュルーム，MDMA，覚醒剤，ケタミンなどの薬物の名前は，テレビや新聞などで目にすることがあるだろう。また，薬物を使用せずとも，精神的な疲労や精神疾患に

より幻覚が生じることもよく知られている。とくに統合失調症においては幻覚体験が多く報告されている。以下に引用するのは，ある統合失調症患者の手記である。

　だれにでも，何かを考える時には，自分自身に対して発する内なる声というものがある。声を聴くということは，それとは違う。私たちは，自分の内なる声が自分の思考であるということと，だれか他人が話しているのを聴いているということを区別することができる。聴覚的な幻聴は，それが自分の頭の外側からやってくるように聞こえる。その内容を理解してはじめて，幻聴か実際に話しかけられているのかを区別することが出来る。（中略）入院中に私は女性が私の名前を呼ぶのを聞いた。単純に"マイク！"と。それは遠くから発せられ反響していた。そこで私は，彼女がホールの向こうから叫んでいるのだと考えた。私は彼女の姿を探しに行ったが，誰もいなかった。（中略）その声の主が，私を殺しにやってきたのだと言うことを知っていた。恐怖以外，何も感じなかった。
　　（出典　http://www.geometricvisions.com/schizoaffective-disorder/voices.html）

　彼のように，多くの場合，統合失調症における幻聴は，本人にとって恐怖や苦痛を感じさせるものであることが多い。たとえば，「お前は生きている価値がない」「死んでしまえ」など，本人を責めたり，なじるような声である。
　統合失調症は100人にひとりが罹患するといわれ，もっとも主要な精神疾患のひとつである。ある調査によれば，精神科病院の入院患者の25％は統合失調症である。統合失調症の診断は，通常，世界保健機関が作成したICD-10やアメリカ精神医学会によるDSM-Ⅳを基準にして行われ，誤診も比較的少ない精神疾患である。患者と血縁のある親戚がこの疾患にかかる確率は100人に10人というように高いことから，何らかの遺伝的要因が関与していることは間違いない。しかしながら，遺伝的要因が同じであると考えられる一卵性双生児において統合失調症の発症率が完全には一致しないことから，環境の要因も大きいと考えられている。そのため現在では，統合失調症にかかりや

表5-1　統合失調症における3つの主症状 (Mueser & McGurk, 2004をもとに作成)

症状の区分	領域	具体的な症状
陽性症状	思考障害	論理的に考えられない 話が飛んでしまう
	妄想	皆が私の悪口を言っている（被害妄想） 誰かが頭の中に入り邪魔をする（させられ体験，作為体験） 私はイエスキリストである（誇大妄想） 脳が腐り始めている（身体妄想）
	幻覚	聴覚（声が聞こえるなど），視覚（人影が見えるなど），嗅覚（変な臭いがしているなど），味覚，触覚などさまざまな感覚様相で生じる
陰性症状	感情鈍麻	無表情 声の抑揚が単調化する 感情の平板化
	無快感症	喜びが欠如しているように見える
	無気力	何かを始めたり続けたりすることができなくなる
認知障害	注意集中困難	注意の集中ができない 注意を切りかえることができない
	精神運動機能の遅延	手足を素早く滑らかに動かすのが難しい
	学習・記憶障害	作業記憶の障害（集中困難も密接に関連している）
	実行機能の障害	抽象的思考や問題解決的思考が困難になる

すい遺伝子というものが存在し，その遺伝子が発現するか否かは環境によって決定されると考えられている。

　統合失調症の症状にはさまざまなバリエーションがあるが，おおむね陽性症状，陰性症状，認知障害の3つからなる（表5-1）。陽性症状としては，本来あるべきでない思考や行動が症状として出現する。一方，陰性症状が優位になると，正常な行動や思考が減少してしまい，内にこもった状況に陥る。認知障害は，陰性症状と密接に関連していることが知られており，前頭葉の機能低下との関連も指摘されている。

● 統合失調症とドーパミン

　統合失調症が精神分裂病と呼ばれていた頃の1950年代から1960年代にかけて次々に単離，合成された抗精神病薬（メジャー・トランキライザー）は，統合失調症の治療を大きく前進させることとなった。また，通常の薬物は病気の原因が明らかになってからメカニズムをふまえて開発されるのだが，抗精神病薬の場合はまったく逆で，統合失調症の症状を軽減する薬剤の脳内における働きが明らかになることで，統合失調症の病態そのものが解明されるようにもなった。

　1952年，アメリカの研究者により，印度蛇木の根を乾燥させた物からレセルピンが単離された。インドでは，3000年にわたり，その絞り汁を解熱，ヘビ毒の解毒，それに精神異常の治療に対して使用してきた。インド独立の指導者として知られるマハトマ・ガンディーも，その抽出物を精神安定のために用いていたといわれる。単離されたレセルピンは，血圧を下げる効果や精神を落ち着かせる作用があり，興奮状態にある患者の鎮静に使用された。それまで行われていた脳の外科的手術や電気ショック療法による統合失調症の治療があまり有効でなかったことから，レセルピンの登場は医師や患者本人にも福音として歓迎されることとなった。閉鎖病棟に入院している陽性症状を呈する患者を鎮静させる効果だけでなく，陰性症状を呈する患者に対しても自閉状態を改善させる作用があったようである。しかしながら，抗精神病作用が得られる効果的な用量は同時に強い血圧低下をもたらしてしまうため，抗精神病薬として処方されることはしだいに少なくなっていった。

　一方，レセルピンとほぼ同時期に合成されたクロルプロマジンは，フェノチアジン系抗精神病薬と呼ばれ，1950年にフランスの製薬会社の研究所で合成された。クロルプロマジンの抗精神病薬としての成功から，当時の研究者達はクロルプロマジンの分子構造を参考に，フェノチアジン系化合物として類似の化学構造をもった誘導体の合成に力を注いでいた。

　ベルギーのポール・ヤンセンは，モルヒネに類似しているが習慣性のない鎮

痛薬を開発する過程で，ハロペリドールというブチロフェノン系の抗精神病薬の合成に成功した。ハロペリドールは，クロルプロマジンに比べて抗アドレナリン作用やその他の自律神経系に対する作用もあまりなかったことから，爆発的に処方されるようになった。さらに，フェノチアジン系のクロルプロマジンとブチロフェノン系のハロペリドールという2つの異なる薬が，どのような共通するメカニズムを介して統合失調症の精神症状を緩和しているのかが研究されるようになった。その結果は，統合失調症の病態を説明するドーパミン仮説提唱へのきっかけとなった。

カールソンとリンドクビストは，それまでに使用されていたクロルプロマジンとハロペリドールが，主にドーパミン受容体を遮断することによって抗精神病作用を発揮する可能性を指摘した（Carlsson & Lindqvist, 1963）。その後，さまざまな抗精神病薬が開発された。それら薬剤のドーパミンD_2（ディーツー）受容体への結合親和性と臨床で使用されている用量の相関を調べたところ，D_2受容体によく結合する薬剤ほど処方される投与量は少なく，D_2受容体に結合しにくい薬剤ほど投与量が多いことがわかった（図5-1）。

これらの知見をもとに，陽性症状を呈する統合失調症患者の脳内では，腹側被蓋野から側坐核（そくざかく）へ入力するドーパミン作動性神経から過剰なドーパミンが放出されており（図5-2-a)），側坐核にあるニューロンのD_2レセプターを抗精神病薬が適度に遮断することで，過剰なドーパミン放出の影響が軽減されて症状の緩和が生じる（図5-2-b)），という統合失調症のドーパミン仮説が提唱されるようになったのである。アンフェタミンやメタンフェタミン，コカイン，メチルフェニデート，L-DOPA（レボドーパ）などは，脳内のドーパミンの量を増やして統合失調症の陽性症状を増悪させるほか，健康な人に投与すると陽性症状と類似の症状を出現させることも知られていた。さらに，それらのドーパミン作動薬により引き起こされた陽性症状が，抗精神病薬により改善されることからもドーパミン仮説は支持されている。

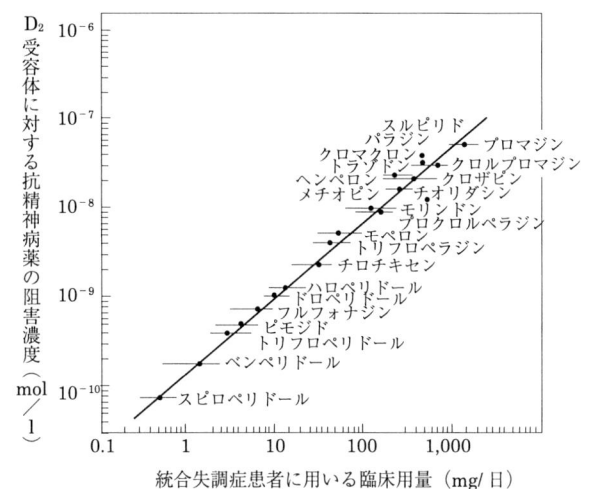

図 5-1　抗精神病薬のドーパミン D_2 受容体親和性と臨床的に処方される用量の相関
(Seeman & Lee, 1975 を改変)

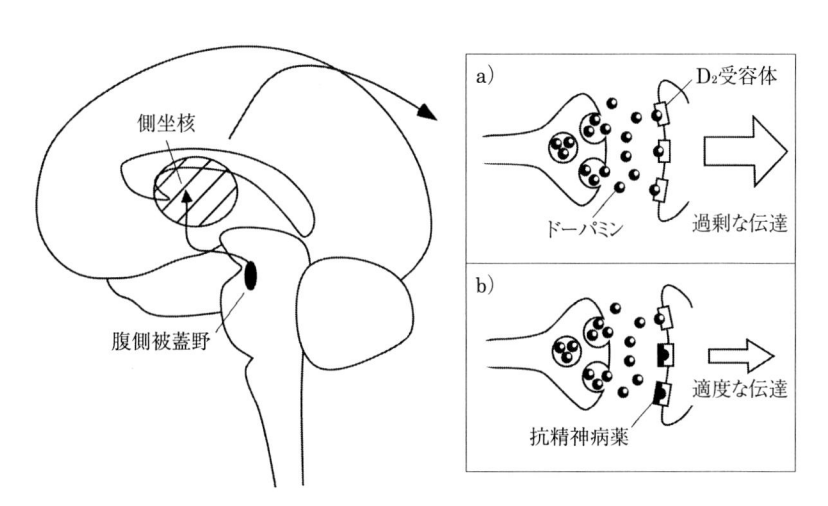

図 5-2　a) 統合失調症におけるドーパミン作動性神経伝達の過剰と b) 抗精神病薬によるドーパミン D_2 受容体遮断による伝達の正常化

● 統合失調症のグルタミン酸仮説

近年，統合失調症患者で前頭葉の機能が低下していることが，脳機能イメージング研究や神経心理学的研究で指摘されている。そこで，前頭皮質から腹側被蓋野へのグルタミン酸作動性神経の役割に注目し，ドーパミン仮説の枠組みをさらに拡張した統合失調症のグルタミン酸仮説が提唱されるようになった（Stahl, 2007）。

統合失調症のドーパミン仮説においては，腹側被蓋野から側坐核へ入力するドーパミン作動性神経からの過剰なドーパミン放出が統合失調症の陽性症状の主要因である一方，腹側被蓋野から前頭前野へ入力するドーパミン作動性神経からのドーパミン放出の低下が陰性症状や認知障害の主たる要因であると考える。前頭前野から腹側被蓋野に入力するグルタミン酸作動性神経は，腹側被蓋野内のGABA（ギャバ）作動性の介在ニューロンを介して，側坐核へと向かうドーパミン作動性神経に接続している。これが図5-3のAのルートである。また，前頭前野から腹側被蓋野に入力するグルタミン酸作動性神経には，前頭前野へと

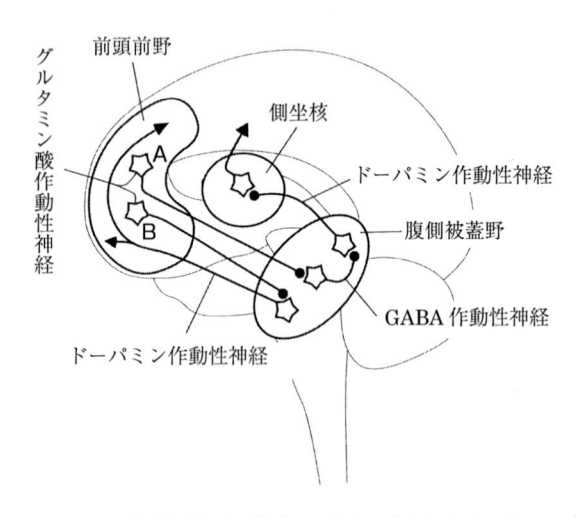

側坐核の機能亢進は陽性症状に関連し，前頭前野の機能低下は陰性症状や認知障害と関連する。

図5-3 統合失調症の病態に関連するドーパミン作動性神経とグルタミン酸作動性神経のネットワーク

向かうドーパミン作動性神経に直接接続する図5-3のBのルートもある。前頭前野の機能低下は，Aのルートにおいては抑制性のGABA作動性神経における介在ニューロンの機能を低下させることにより，結果的に側坐核へ向かうドーパミン作動性神経の活動を活発にする。その結果として陽性症状が起こる。一方，Bのルートにおいては，前頭葉へ向かうニューロンの活動を低下させることで，陰性症状や認知障害を起こす。これは，フェンサイクリジンやケタミンなどのNMDA受容体拮抗薬の投与によるグルタミン酸作動性神経の抑制が統合失調症と類似した症状をもたらすという事実をうまく説明することができる。

多くの抗精神病薬はドーパミン受容体遮断作用を有している。すなわち，腹側被蓋野から側坐核へのドーパミン作動性神経からの入力をブロックすることにより統合失調症の精神症状，とくに陽性症状を緩和することを目的とする。しかしながら，その作用は同時に黒質から線条体へ向かうドーパミン作動性神経の働きをもブロックしてしまうことがある（図5-5を参照）。それによって生じる運動障害が，錐体外路症状のひとつである薬剤性パーキンソニズムである。これは，抗精神病薬の副作用のひとつとしてよく知られている。ハロペリドールやクロルプロマジンのような抗精神病薬のことを定型抗精神病薬と呼ぶが，これらはD_2受容体遮断作用が強く，薬剤性パーキンソニズムを生じさせる可能性も高い。一方，新しいタイプの抗精神病薬である非定型抗精神病薬は，D_2受容体の拮抗だけでなくさまざまな神経伝達物質の受容体の拮抗作用を有し，薬剤性パーキンソニズムを抑えながらそれぞれの薬物効果を特徴づけている。代表的な抗精神病薬の受容体結合親和性を表5-2に示した。数値はKi値であり，この値が小さいほど親和性が高いことを意味する。

表5-2より，ブロナンセリンはドーパミンD_{2L}受容体にきわめて親和性が高く，一方ハロペリドールはムスカリンM_1受容体にはほとんど結合しないことがわかる。D_{2L}受容体およびセロトニン$5-HT_{2A}$受容体の拮抗は，両者とも抗精神病作用をもたらすが，前者は錐体外路症状を惹起し，後者は軽減することがわかっている。また$5-HT_{1A}$受容体の拮抗は，抗不安作用，錐体外路

表 5-2 さまざまな抗精神病薬の受容体結合親和性 （村崎ら，2008 を改変）

受容体	D_{2L}	$5-HT_{2A}$	$5-HT_{1A}$	$5-HT_6$	$5-HT_7$	a_{2C}	a_{1A}	H_1	M_1
ハロペリドール	3.19	32.7	1260	>10000	233	360	14.3	4060	>10000
リスペリドン	4.19	0.227	114	3930	0.937	5.34	1.76	148	>10000
ペロスピロン	0.874	0.252	0.132	1130	2.25	17.5	2.21	64.0	>10000
ブロナンセリン	0.284	0.640	1610	11.7	168	32.9	9.44	3660	47.5
オランザピン	35.4	0.787	1260	7.51	98.9	111	44.8	4.96	5.70
クエチアピン	370	42.8	76.2	3430	128	47.3	14.9	15.7	149
アリピプラゾール	0.988	6.30	0.238	122	11.0	11.9	43.6	11.7	>10000

症状の軽減，認知機能障害改善などの作用を持つ．そのほかにも，$5-HT_6$，$5-HT_7$，アドレナリン a_{2C} 受容体の遮断は認知機能障害を軽減する作用をもつ．a_{1A} 受容体遮断やヒスタミン H_1 受容体遮断は鎮静作用をもつが，前者は起立性低血圧症，後者は肥満や認知機能障害などの副作用に関連する．また，ムスカリン M_1 受容体遮断は錐体外路症状の軽減作用をもつ一方で，便秘や認知機能障害をもたらすなどの副作用が知られている．

臨床で使用される場合には，抗精神病作用や認知機能障害改善作用だけでなく，このような副作用について慎重に考慮されながら薬剤が処方されている．単一の受容体遮断の作用については徐々に明らかにされてきてはいるものの，同時に複数種の受容体を遮断することによる相互作用や，結合時間のずれによる作用などが今後研究される必要がある．

統合失調症に対する定型および非定型抗精神病薬の効果は疑う余地はない．陽性症状，陰性症状，認知障害など多彩に渡る統合失調症の症状に対し，各薬剤がどのような脳内メカニズムを介してその薬効を発揮し，一方で副作用を軽減しているのかについて，近年急速に進歩した脳イメージング技術や動物モデルを使用した実験などにより精力的に解明が進められている．

（安部博史）

トピック 13

頭のよくなる食べ物

　食べたものが脳を含めたからだをつくり，それを維持する。また，食べたものが脳を含めたからだを働かせるエネルギーともなる。そう考えると，何を食べるかが重要である。食べるものによって気分がよくなったり，頭の働きがよくなったりすることがあるかもしれないと考えるのは当然だ。そして，その逆もありうる。

　脳の働きについての知見が集まるにつれ，食べ物の影響も明らかにされてきた。たとえば，脳が活動するために使用するエネルギーはグルコース（ブドウ糖）だけである。お腹が減って血糖値が下がれば，当然頭は働かなくなるし，逆に血糖値が高すぎる状態もよくないことがわかっている。すなわち，血糖値が適度な値で安定することが重要なのである。砂糖などの単糖類，いわゆる「甘い物」は血糖値を急上昇させるため，この目的には向いていない。米やパン，イモ，豆などから炭水化物を摂取すれば，血糖値はゆっくりと上昇し安定した値を維持することができる。また，「魚を食べると頭がよくなる」というフレーズは日本人なら皆知っている。とくに，サバ，マグロ，イワシなどに多く含まれているエイコサペンタエン酸（EPA）は心血管系によい働きをすることが知られており，実際に脳梗塞のリスクも減少させる。国内では EPA を主成分とする心血管系の医薬品も処方されており，それらは実際にイワシから絞られたイワシ油を原料としている。

（安部博史）

2 手足の震えがとまらない時

　突然手足が震えだし，それがとまらなくなったらどう感じるだろうか。日常生活が不便になるだろうなということぐらいは容易に想像できる。しかし，実際はそれに加えて，多くの患者が，震えている手を他人に見られたくないという精神的な負担を感じている。このようなパーキンソン病をはじめとする神経変性疾患においては，運動系の障害に注目が集まる。しかしながら，医療従事者あるいは周囲の人々は，その障害から生じる患者の精神的な負担に気づき，心理的な支援をする観点も忘れてはならない。

● 正常な震えと病的な震え

　からだの全身や一部が震えることがある。たとえば，怒りや恐怖などの強い情動を経験している時に，われわれはからだを震わせることがある。重い物を持っている時やその後などに，手が震えていることに気づくこともある。いずれにせよこれらは一時的なものであり，ほとんど気にとめることもない。しかしながら，そのような震えがとまらなければ，ボタンを留めたり，コップを持ったり，字を書く時に非常に不便であろう。このように，本人の意思とは無関係にからだの一部が，ほぼ規則的に反復するような運動は振戦(しんせん)と呼ばれる。振戦は，まったく正常な生理的振戦，安静にしていると生じる安静時振戦，運動を行おうとすると生じる動作時振戦の3つに大きく分類することができる（表5-3）。

　生理的振戦は，一定の姿勢を保とうとする時に生じる生理的な震えである。たとえば，手のひらを顔の前に持ってきてその指先をじっと見てみると，その動きはかすかではあるが震えていることに気づく。この震えは通常 $8 \sim 12$ Hz 程度，すなわち1秒間に $8 \sim 12$ 回の揺れを繰り返しているが，ストレスや不

表 5-3 振戦の種類と特徴

区　分	震えの周波数	主な特徴
生理的振戦	8～12 Hz	正常な，いわゆる生理的な振戦である。一定の姿勢を維持している時に出現する。ストレス，不安，疲労，空腹，カフェインの摂取により増大することがある。
安静時振戦	3～5 Hz	パーキンソン病でしばしばみられる。随意運動中は消失する。
動作時振戦	不規則	小脳の障害で出現することがある。動作時振戦のひとつである企図振戦では運動の終了時に振戦が増大する。

安，疲労，空腹，カフェインの摂取などによって増大する。一方，安静時振戦は，パーキンソン病の患者でしばしばみられる 3～5Hz 程度の大きな振戦である。随意運動を行っている時には消失しているが，運動をやめて安静にしている時に出現するという特徴がある。動作時振戦は，随意運動を行っている時に出現する振戦であり，小脳の障害と関連があることが知られている。とくに企図振戦(きとしんせん)と呼ばれる動作時振戦の一種では，運動が終了する直前に振戦が大きくなることから，指鼻試験(ゆびはなしけん)などで検査することができる。この指鼻試験では，座るか仰向けの姿勢になり，腕を大きく伸ばし，そこから自分の鼻先を触る動作を反復させる。最初は開眼で，次に閉眼で行い，運動が円滑か，目的に正確に達するか，振戦があるかなどを診る検査で，指が鼻に近づくにつれて激しく振戦が起こるようであれば，企図振戦が起こったと判断することができる。これは，小脳から運動器官に向かう神経の遠心路に障害があるためである。

● パーキンソン病とは

安静時に振戦が見られるのがパーキンソン病のひとつの特徴である。わが国では，パーキンソン病は一般人口の 1000 人に 1～2 人が罹患(りかん)する病気であり，とくに 70 歳以降では 1000 人に 8 人が罹患する。記憶や認知の障害を呈するアルツハイマー病に次いで患者の多い神経変性疾患である。患者の多くは 60 代前半から中盤にかけて発症するが，中には 20 代で発症するケースも知られ

ており，そのようなケースはとくに若年性パーキンソン病と呼ばれる。

　パーキンソン病の初期段階においては，まず右または左の一方の上肢か下肢にごく弱い毎秒3〜5回の安静時振戦が生じる。その後この振戦は全ての上下肢にも出現していく。この安静時の振戦に筋の固縮と動作緩慢を加えた症状がパーキンソン病の三大症状と呼ばれている。パーキンソン病における筋固縮あるいは固縮とは，筋の緊張が屈筋，伸筋ともに亢進している状態である。とりわけパーキンソン病患者においては，「力を抜いておいてください」と伝えた後，患者の上腕を固定した状態で手首の部分をつかんで肘を中心として屈伸させると，カクカクと歯車のように抵抗を感じる歯車様固縮と呼ばれる特徴的な固縮が生じる（図5-4）。動作緩慢は自発的な動作が遅くなる状態であり，ブラジキネジアと呼ぶこともある。自発的な動作はパーキンソン病の進行にともない徐々に失われていく。そのため，進行の程度によって動作の減少した寡動症や，自発的な動作が欠如した状態である無動症などがみられる。いずれにせよ，このような原因によってボタンを留めることや字を書くことなどの細かい運動が困難になってしまう。

　さらに上記の3つの症状に加えて，進行期には姿勢反射障害がみられる。通常われわれは，バランスを崩したり，他人に押されて姿勢を崩してしまい倒れそうになった時に，倒れようとしている方向に足を一歩踏み出す，あるいは手やからだを反らして姿勢を戻し，反射的に転倒を避けようとする。しかしながら，パーキンソン病の患者ではそのような反射が障害されているため，そのまま転倒してしまうといった事故が起きる。病気の進行は軽い振戦に

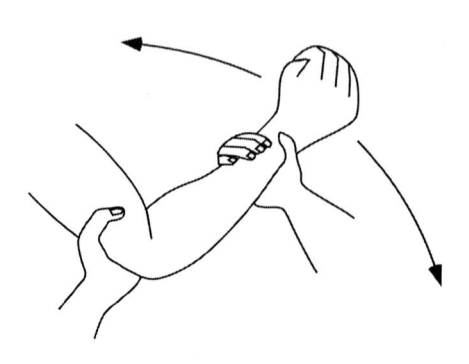

肘を中心として屈伸をさせると，カクカクと歯車のように抵抗を感じる。

図5-4　パーキンソン病においてみられる歯車様固縮

始まり，きわめてゆっくりと進行していくが，最終的には上記の症状により治療をしなければ自立した生活を送ることが難しい状態に陥ってしまう。

自律神経の機能も障害され，便秘，尿意切迫，頻尿，起立性低血圧症などが生じることもよく知られている。さらに身体的な症状だけでなく，およそ半数の患者において抑うつが生じることや，認知機能障害などが多くの患者において見られることが近年明らかにされており，精神的な支援の重要性も指摘されるようになってきている。

● パーキンソン病の病理と原因

パーキンソン病は，黒質（こくしつ）から線条体へと投射するドーパミン作動性神経が何らかの原因により変性，あるいは死滅することが主な原因であると考えられている（図5-5）。黒質は，その名前の由来通り，ドーパミンが分解され生成されたメラニンで黒く染まった領域である。長期にわたるパーキンソン病患者においては，ドーパミン作動性神経が死滅し，メラニンの材料となるドーパミンが失われたために黒色ではなくなっている。

この黒質から線条体へ投射するニューロンがなぜ変性していくのかについては完全に明らかにされていないが，変性と関連する異常がいくつか報告されている。たとえば，

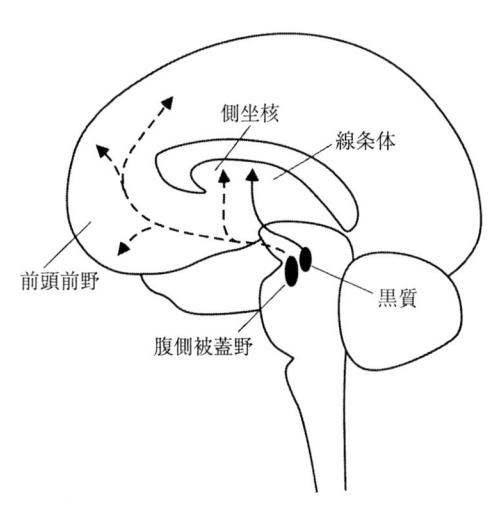

パーキンソン病は黒質ニューロンの変性や死滅によって生じる。統合失調症と密接に関連する腹側被蓋野から側坐核，前頭前野に投射するドーパミン作動性神経を，参考のために破線で示した。

図5-5 黒質から線条体へと投射するドーパミン作動性神経

パーキンソン病患者の死後脳を調べると，少ないながらも残存した黒質―線条体ドーパミン作動性神経の中にレヴィー小体がみられることがある。通常は細胞の形を一定に保つための細胞骨格として機能しているニューロフィラメントなどが異常に凝集して，レヴィー小体のような異常な構造物を細胞内に形成してしまう。その結果，神経細胞本来の働きを阻害し，最終的には死滅させてしまうのかもしれない。

パーキンソン病を発症した患者は，そうでない者よりも親族にパーキンソン病になった患者の割合が高いことから，遺伝的要因があることは確かである。実際に家族性パーキンソン病の原因として4つの遺伝子が単離されている。その一方で，パーキンソン病の約95％の患者は弧発型と呼ばれ，パーキンソン病の家族歴がない患者である。

弧発型パーキンソン病では，どのようなきっかけでニューロンの死滅が起こるのであろうか。明らかになっている要因のひとつとして，MPTPという物質が知られている。MPTPは合成麻薬に含まれていた不純物の一種で，これを常用していた者にパーキンソン病と同様の症状があらわれ，死後脳を対象とした研究でもパーキンソン病と類似の病理像が得られている。MPTP以外にも農薬，外傷，細胞死（アポトーシス）などの要因が指摘されている。遺伝的要因をもつ者がこのような環境要因に一定以上さらされると，パーキンソン病を発症すると予想されている。遺伝的要因と環境的要因の相互作用や，それらがニューロンの死滅をもたらすメカニズムについては，これから明らかにされていくことが期待されている。

一方，不可思議なことではあるが，あまり健康には望ましくないとされているタバコや大量のカフェインがパーキンソン病を予防する可能性が示唆されている。たとえば，ハンコックらは356人のパーキンソン病患者と，患者の親戚で健康な317名を対象に調査を行った。患者の親戚を対象にしたのは，パーキンソン病には遺伝的な要因があり，その要因の関与を等しくし，環境の要因を明確にするためである。その結果，パーキンソン病患者の喫煙傾向は健康な親戚が喫煙している傾向の約半分であった。また，タバコほど顕著ではな

いものの，パーキンソン病患者はコーヒーを飲む傾向も低いことがわかった（Hancock et al., 2007）。この調査研究の結果からだけでは，タバコやコーヒーがパーキンソン病を予防していると断定することはできない。パーキンソン病の患者がタバコやコーヒーなどの嗜好品を好まない性格にあることがこのような結果をもたらしたと考えることもできるからである。

しかしながらシュワルツチャイルドらのグループは，コーヒーに含まれるカフェインがドーパミン作動性神経の変性を予防する効果があることをさまざまな実験で示している。マウスに前述のMPTPを投与すると黒質の神経細胞が死滅してパーキンソンモデルマウスが作成できる。そこで彼らは，このMPTP投与の10分前にカフェインの投与を行い，このようなカフェインの前処置を行ったマウスと，比較のために生理食塩水を前処置したマウスの線条体におけるドーパミンおよびその代謝物の濃度を計測した。黒質の神経細胞は線条体でドーパミンを放出する。したがって，黒質における神経細胞の死滅は線条体においてドーパミンとその代謝物の量を低下させるはずである。

実験の結果，MPTPを投与されたラットにおいては，ドーパミンも代謝物もその量は激減するが，カフェインを前処置された群においては減少量が有意に少なく，カフェインがMPTPの毒性から神経を保護していることが明らかになった（図5-6）。またアデノシンA_{2A}受容体遮断薬でも同じような効果が得られることや，A_{2A}受容体を生まれながら欠損しているA_{2A}受容体ノックアウトマウスではMPTPの影響を受けにくいこともわかった。これらのことから，彼らは，カフェイ

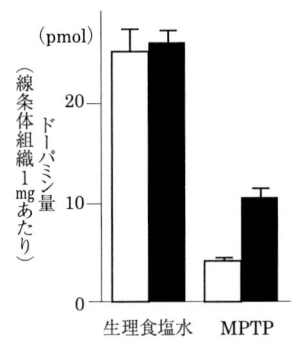

図5-6 MPTPによるドーパミン作動性神経の破壊に対するカフェインの神経保護作用（Chen et al., 2001を改変）

MPTPを投与されたマウスでは，黒質ニューロンが破壊され線条体のドーパミン量が減少する。カフェインを前処置されたマウスでは，その減少が抑えられていた。

ンがMPTPの毒性から神経を保護する作用はカフェインがアデノシンA_{2A}受容体を遮断することによると主張している（Chen et al., 2001）。

● パーキンソン病の治療

　黒質—線条体系のドーパミン作動性神経が死滅する原因やその治療法，さらには予防法の解明には，まだもう少し時間がかかりそうである。しかしながら，パーキンソン病の症状がドーパミンの減少によることが明らかになっているのであれば，ドーパミンを外部から補ってやれば症状を改善できるのではないかと考えるのが率直であり，この方法が実際に治療に応用されている。ただし残念ながら，ドーパミンは飲み薬や注射などで投与したとしても脳内の神経細胞に届くことはない。脳内への直接的な有害物質の流入を防ぐ機能を担う血液脳関門を通過することができないからである。そのため，ドーパミンと同じようにドーパミン受容体を刺激する作用をもつドーパミンアゴニストや，ドーパミンを生合成する材料となる前駆物質であるL-DOPAが用いられている。

　L-DOPAは血液脳関門を通過することができ，脳内でドーパミン作動性神経に取り込まれてDOPA脱炭酸酵素の働きを借りてドーパミンとなる（図5-7）。残存しているドーパミン作動性神経においてドーパミンの放出が増加することにより，患者の症状が軽減する。一方，ドーパミンに類似した薬物を投与し，ドーパミン受容体を直接薬物で刺激して，症状を改善するアプローチもある。このようなドーパミンアゴニストとして，ブロモクリプチン，ペルゴリド，タリペキソール，カベルゴリンなどの薬剤がパーキンソン病の治療薬として現在用いられている。日本神経学会によるパーキンソン病の治療ガイドライン（日本神経学会パーキンソン病治療ガイドライン2001）によれば，「パーキンソン病患者に対しては，ドーパミンアゴニストで治療を開始し，十分な効果が得られない時にL-DOPAを併用する。ただし，精神症状・認知機能障害を呈する患者や高齢者においてはL-DOPAで治療する」とされており，神経科学的な知見と臨床における治療が有効に連携できている例といえるであろう。

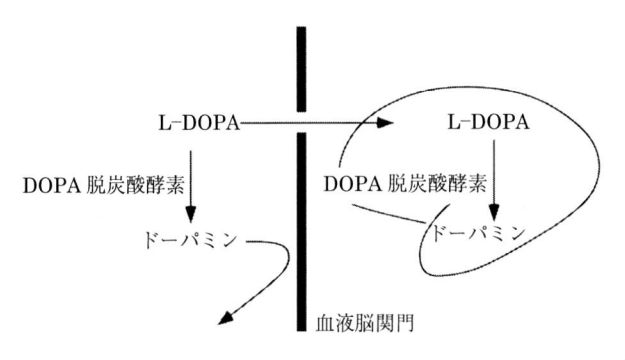

図5-7 パーキンソン病における L-DOPA の補充療法

（図の説明）L-DOPA は DOPA 脱炭酸酵素によりドーパミンに変換される。ドーパミンそのものは血液脳関門を通過することはできないが，L-DOPA は通過することができるので，作用を発揮することが可能になる。

　足りなくなったドーパミンをその前駆物質である L-DOPA で補充するという治療法はきわめて有効であるが，残念ながらその効果は永続的ではなく，しだいに効果はなくなり副作用も無視できなくなってくる。そこで，さまざまな外科的な治療法が検討されてきた。具体的には，胎児脳の移植，幹細胞移植，視床下核や淡蒼球内節の破壊または埋め込み電極による刺激などである。はじめの２つの移植による治療は，線条体において減少しているドーパミンの放出を正常化するために，ドーパミン作動性神経を線条体に移植してしまおうという素朴な考え方にもとづいている。妊娠中絶などによって得られた胎児の脳の黒質から採取されたドーパミン作動性神経をパーキンソン病患者の線条体に移植したところ，一定の改善効果が得られることが示された（Freed, 2002）。しかし，現在では重篤な副作用と胎児脳の使用という倫理的な問題からあまり推奨されてはおらず，その代わりとしてさまざまな細胞に分化する可能性がある神経幹細胞を線条体に移植し，同様の効果を意図した検討が行われている。

　淡蒼球破壊と埋め込み電極による脳深部刺激については，大脳基底核において運動の制御に関連する各領域とその役割について簡単に説明をする必要があるだろう（図5-8）。大脳基底核の出力は，淡蒼球内節と黒質網様部において，直接路と間接路から入力される情報のバランスによって決定されている。直接路は線条体から黒質へと向かう抑制性の経路であり，最終的には行動を促進す

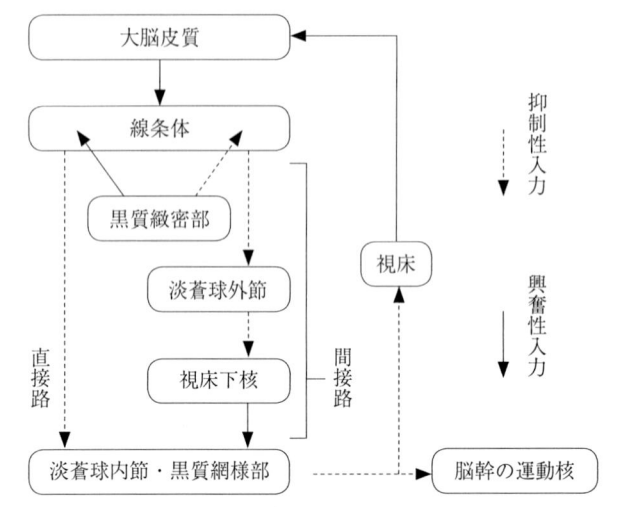

図5-8　運動制御に関連する大脳基底核の回路
（Albin et al., 1989を改変）

るように働く。一方の間接路は，淡蒼球外節と視床下核を経由し，行動を抑制するように働く経路である。線条体へのドーパミン作動性入力が減少すると，淡蒼球内節の活動が上昇する。これが視床の活動を抑制することで，最終的には大脳皮質の中でも運動関連領野の働きを抑制することになる。したがって，淡蒼球内節を損傷すると視床の活動に対する抑制の解除が起こり，その結果として最終的に大脳皮質運動領野の抑制が解除され，パーキンソン病の症状が軽減されるのである。一方，視床下核は淡蒼球内節や黒質網様部に興奮性の投射をしているため，視床下核の損傷もまた淡蒼球内節の活動を低下させてしまい，淡蒼球内節損傷と同様の効果が期待できる。また，淡蒼球内節や視床下核の損傷は副作用が小さくないことから，場合によってはそれらの領域に対し電極を埋め込み，持続的に通電することにより機能を不全にする脳深部刺激療法が行われることもある。しかしながらいずれの場合も，パーキンソン病を完治させたり，その進行を抑止したりするものではなく，対症療法の域を出ていないのが現実である。

（安部博史）

トピック 14

秋は落ち込みます

　秋になると，何となく気分が落ち込んでしまう。そのような経験は多くの人がしているだろう。だが，その程度が強くなれば，「第4章　3　仕事で疲れ切った時」で紹介したうつ病と診断される。1984年，ローゼンタールらは季節性感情障害という疾患があることを指摘し，次のように定義した（Rosenthal et al., 1984）。①大うつ病のエピソードが1回以上あること，②2年連続して秋冬に抑うつ状態を示し，その間の春夏には正常気分に復すること，③他の精神障害によらないこと，④心理社会的要因によらないこと，の4つを満たせば季節性感情障害と診断できる。

　海外では，この障害と診断された患者は圧倒的に女性が多く，男性対女性が1：8以上とされる。しかし，わが国ではその比率が1：2ほどで，海外と比べて男性の割合が高いという特徴がある。さらに，季節性感情障害の患者には過剰なほどの睡眠，過食，体重増加などの症状がみられることが一般的であるが，わが国の場合は過眠は多いものの，それ以外の特徴は弱い。

　なぜ季節性の障害が起こるのか，秋になると抑うつ的になるのかについては諸説がある。が，大まかに言えば，日照時間が短縮し，網膜を通して脳に伝わる光刺激が減少したことによって視交叉上核を中心とする中枢メカニズムが変調を来たし，それが睡眠や摂食，自律神経系に影響がおよび，元来の脆弱なパーソナリティとあいまって，抑うつ状態が発症すると考えられている（高橋，1998）。

（古川　聡）

3 過酷な記憶にさいなまれた時

　2011（平成23）年3月11日の東日本大震災により，私たちは大規模な災害がどこにでも起こりうること，そして誰もが言語に絶する体験をする可能性があることを思い知らされた。罹災した人々はもちろんのこと，直接罹災していない者であっても，繰り返し流される衝撃的な映像や情報を見て，心身の調子を崩してしまった。さらに，PTSDという疾患の病態と発症のメカニズムに関する研究は，震災のような出来事の直後だけでなく，長い時間が経過した後に再び心身に大きな影響が現れる可能性を予測する。

● 嫌な思い出

　誰にでも思い出したくない記憶がある。失敗して恥をかいてしまったことや厳しく叱られたこと，自分の不注意で大けがをした時のことなどである。しかし残念ながら，よい思い出よりも嫌な思い出のほうが強く残っていることが多いようである。このことは，危険な対象や場面に再び遭遇しないようにしようとする生存のための生物学的なメカニズムと関連していると考えられる。その中でもとくに，虐待や戦争体験，大事故，大災害などの非常に強烈な出来事の体験は，その出来事が終息しすでに長い時間が経過しているにもかかわらず，心身に大きな影響を及ぼして平安な日常生活を脅かすことがある。近年，外傷後ストレス障害，すなわちPTSDとして知られるようになった疾患である。なお，かつて心的外傷後ストレス障害と翻訳されていた時期もあったが，現在は原語に忠実に外傷後ストレス障害という用語が使用されている。

　2001年9月11日，ニューヨーク市マンハッタン区にある世界貿易センタービルにハイジャックされた民間航空機2機が激突し，3000人弱の死亡者を出す大惨事となった。実際に事故に遭遇した者だけでなく，テレビで繰り返し流

される追突の瞬間やビル崩落の映像は，視聴している者にも大きな動揺を与えた。崩落したビルに駆けつけ被害者の救出や行方不明者の捜索に従事した警官や消防隊の活躍が賞賛されると同時に，崩落現場における粉じんの吸引による呼吸器系の障害や，凄惨な事故現場でストレスフルな活動に従事することによるこころの病への懸念が指摘されていた。そのため救助に当たった者の身体的および精神的健康に対する被害が継続的に調査されてきている。2011年9月はちょうど10年の節目を迎えるにあたり，事故から9年間の詳細な資料が公表された（Wisnivesky et al., 2011）。事故現場において救出などに従事した労働者は5万人にのぼると推定されているが，そのうち2万7000人が調査の対象となった。予想されていたことではあるが，残念ながら9年間にPTSDと診断された者は調査対象者の31.9％に到達していた。これは，がれきの粉じんを吸い込んだことによると考えられる喘息（27.6％）や副鼻腔炎（42.3％）などの身体疾患とほぼ同じ割合であり，現在も多くの者が心身の病に悩まされていることが明らかになった。

　PTSDが疾患として認知され治療の対象となり始めたのはごく最近のことである。とくに1970年代のベトナム戦争帰還兵の抱える精神的な問題や社会への復帰困難に対する取り組みの中で研究が深められ，疾患の概念が収斂されていった。また日本においては，阪神・淡路大震災の罹災者や地下鉄サリン事件の被害者が抱えることになった精神的な問題などをきっかけに一般に広く知られるようになった。PTSDを含むさまざまな精神疾患は，ＩＣＤ-10やＤＳＭ-Ⅳなどの基準が診断に用いられることが多い。前者は世界保健機関（WHO），後者はアメリカ精神医学会がそれぞれ作成したものであり，疾患概念の修正や見直しに応じて改訂が重ねられてきている。その第10版であるICD-10によれば，PTSDは，「ほとんど誰にでも大きな苦悩を引き起こすような，例外的に著しく脅威を与えたり破局的な性質をもった，ストレス性の出来事あるいは状況（短期間もしくは長期間持続するもの）に対する遅延したおよび／または遷延した反応として生ずる」（世界保健機関, 2007）。具体的な外傷体験としては，自然災害，人工災害，激しい事故，他人の変死の目撃，あるいは拷問，テ

ロリズム，強姦あるいはその他の犯罪の犠牲になることなどがあげられる。上記の出来事に遭遇したことにより，①その外傷的な出来事が突如としてよみがえるような再体験（フラッシュバック）が存在し，②その出来事と関連した事象からの回避および日常生活における全般的な麻痺があり，さらに，③いらいらや入眠困難などの覚醒亢進が1カ月以上継続することなどが認められれば，PTSDとして診断される（アメリカ精神医学会，2007）。外傷的な出来事が発生してから数週間ないし数カ月の潜伏期間を経てPTSDは発症する。そのため，外傷的な出来事直後より出現するPTSDと類似した精神症状および身体症状は，PTSDではなく急性ストレス障害（ASD）と診断される場合が多い。上記の診断基準からも読み取れるように，PTSDにおいては記憶や情動，覚醒レベルの調節などが正常に機能していないことが考えられる。

　精神的なものであれ身体的なものであれ，ストレッサーにさらされると生体は自律神経系，とくに交感神経系や視床下部—脳下垂体—副腎皮質（HPA）系というストレス応答系の活動を賦活させることはすでに説明したとおりである。PTSD発症の原因は強力なストレスをもたらす外傷体験なのであるから，自律神経系やHPA系の反応がこの疾患の発症やその遷延において重要な役割を果たしていることが予想される。実際に，PTSD患者に対し外傷的体験を思い起こさせるような刺激を呈示すると，交感神経系の亢進を示唆するような心拍数の上昇や発汗にともなう皮膚電気抵抗の低下がみられる。また，尿中のノルアドレナリンおよびアドレナリンは，PTSD患者において高濃度であることも報告されている。交感神経系の賦活が副腎髄質からのアドレナリンやノルアドレナリンの放出を促す（図1-4）という知見から考察すれば，ここでもPTSD患者における交感神経系の賦活が示唆される。一方，HPA系の働きについての検討では，PTSD患者では脳脊髄液中のコルチコトロピン放出ホルモン（CRH）が高濃度であり，HPA系の反応が亢進していることが示唆されている。

　ストレスに対処するため，短期間であればHPA系の亢進は生物の生存や健康にとって有益であるといえる。しかしながら，長期にわたってHPA系が亢進し続けると，脳を含むからだ全体に破壊的な影響を及ぼしてしまう。たとえ

図5-9 健常なサル（統制群）と社会的な地位が低いサル（ストレス群）の海馬における錐体細胞の数（Uno et al., 1989を改変）

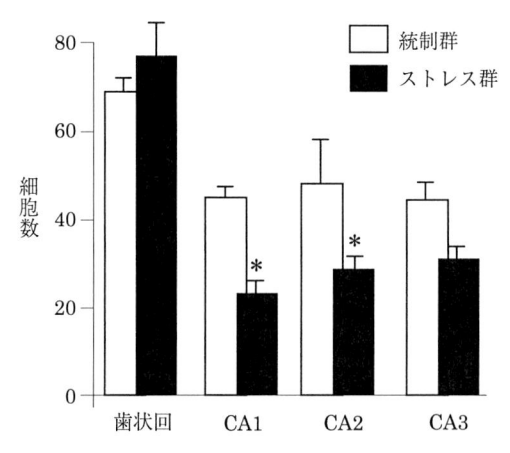

長期間ストレスにさらされたサルの死後脳において，海馬のCA1とCA2における錐体細胞の数が，健常なサルと比較して有意に減少していた。

ばサルやラットにおいて，ストレスに起因するHPA系の長期にわたる亢進は不安や抑うつをもたらすとともに，副腎皮質から分泌される高濃度の糖質コルチコイドによって海馬の萎縮が引き起こされる（図5-9）。高濃度の糖質コルチコイドが，海馬における細胞を死滅させる細胞毒性をもつとともに，海馬における新しい神経細胞の誕生，つまり神経新生を阻害してしまうことによると考えられている。それに加えて，海馬が損傷されることにより，海馬が本来担うHPA系の活動に対する抑制的な影響も弱められてしまう（第2章2「怪談を聞いて怖くなった時」の図2-11参照）。抑制を失ったHPA系は活動の亢進を続け，さらなる損傷を脳を含めたからだ全体に与えることとなる。

そのような動物実験からの知見にヒントを得て，ベトナム戦争において外傷的出来事にさらされたPTSD患者の脳がMRIで観察された。その結果，戦闘経験のない対照群との比較において，PTSD患者の右の海馬が8%も小さくなっていることが明らかになった。海馬は記憶に関連していることがよく知られているが，実際に海馬が萎縮しているPTSD患者ほど，ウェクスラー記憶尺度における短期の言語的記憶の得点が低かった（Bremner et al., 1995）。しかしながら，そのようなPTSD患者と対照群の脳脊髄液中の糖質コルチコイ

ドの濃度を測定した研究では両者に有意な差はみられないこと（Baker et al., 1999）や，むしろ尿中の糖質コルチコイドが低濃度であることを報告する研究もあり，単純なメカニズムでは説明できず，外傷体験からの時間経過による変動の可能性も指摘されている。

● 児童虐待と PTSD

　虐待により子どもの心身の発達が阻害されることが明らかにされている。現在，児童虐待は，身体的虐待，性的虐待，適切な衣食住を整えなかったり医療を受けさせなかったりするネグレクト，無視や脅迫などの情緒的虐待などに分類されている。虐待の直後または長い期間を経た後に起こる精神的な問題は，こころの働きが障害されていることによるものであり，カウンセリングなどの心理的支援や，児童養護施設への入所といった安心できる環境の提供などにより解決可能なのではないかと考えられた時代もあった。いわゆるこころの傷の治療のために，それら心理的支援による手当が必要不可欠であるのは間違いないが，残念ながら虐待がこころの働きだけを障害するのではないことが明らかになってきている。

　近年では，虐待が発達過程の脳の神経細胞の機能やそのネットワーク構築を障害してしまうことにより，ほぼ不可逆に近い脳の機能障害をもたらす可能性が指摘されるようになってきた。つまり，児童虐待はこころというソフトウェアを障害するだけでなく，脳というハードウェアをも損傷してしまうのである。乳幼児期から思春期における虐待は，その後の発達に重篤な影響を与え，たとえ虐待から逃れることができたとしても PTSD という疾患の形で生涯を通して被害者を苦しめ続ける可能性がある。とくに子どもに対する虐待は，成人における暴力とは異なり何年にもわたって継続されることが多い。また通常は外傷体験からの回復の場となるべき家庭そのものが外傷体験をもたらす現場となることから，非常に深刻な影響をもたらすこともうなずけよう。

　成人の場合と同様に，児童虐待にともなう PTSD の発症とその遷延には，

ストレス応答系の関与が示唆されるようになってきている（Teicher et al., 1997）。たとえばブレムナーやスタインらは，幼少期に外傷経験をもち PTSD と診断された成人の脳において，左の海馬が萎縮していることを報告している。子どもの頃に虐待を受けて境界性人格障害と診断された成人女性において，両側の海馬が 16％ も萎縮していたという報告もある。海馬が萎縮してしまうメカニズムについては，成人の場合と同様に負のフィードバック系の障害による HPA 系の活動亢進などが考えられるが，発達過程における障害は成人の場合よりも大きな影響を脳に与えてしまうことは容易に想像できる。

　また，幼少期に虐待を受けた経験のある子どもでは，脳梁が萎縮していることも報告されている。脳梁は 2 つの大脳半球をつなぎ，両者の情報連絡を担っていると考えられている。したがって，脳梁の萎縮は左右それぞれの大脳半球で処理している情報を必要に応じて大脳半球間でやりとりして処理することができていない可能性を示唆する。

　このことをシェファーらは，記憶再生時の左右の大脳半球の働きを聴覚誘発電位の測定を通して検討した（Schiffer et al., 1995）。誘発電位とは，刺激を与えた時に生じる脳波の非常に微弱な電位変化で，刺激呈示から電位変化が生じるまでの時間間隔が一定であるという性質を利用し，通常は 50 回から 100 回分を加算して変化をとらえている。たとえば，左右の耳からクリック音を呈示すると，両半球からは聴覚誘発電位が検出できる。そのようなクリック音を呈示しながらある認知課題を遂行させると，その認知課題に使用されている半球において，クリック音によって誘発される聴覚誘発電位が減弱する。シェファーらはこの現象を利用して，学校での出来事に関する中性的な記憶と外傷体験に関連するような不愉快な記憶とを再生させ，その間の左右の大脳半球の働きを検討した。すると，健常群ではどちらの記憶を想起する場合においても大脳半球間で聴覚誘発電位の差はみられなかった。これとは対照的に，外傷体験のある実験協力者群においては，中性的な記憶を再生している時には左半球における聴覚誘発電位が抑制され，外傷体験に関連するような不愉快な記憶を再生する時には右半球の電位が抑制されていた。このことは，健常者において

2種類の記憶の処理は左右の大脳半球を同程度に利用して行っているのに対し，幼少期に外傷体験をもつ者では，再生する記憶の内容によって左右の大脳半球を使い分けており，2つの半球を協調させて働かせていないことを示唆していた。したがって，外傷体験をもつ PTSD 患者や境界性人格障害患者において一貫しない不安定な情動反応や行動がみられることがあるが，その原因として左右の大脳半球間の情報伝達の障害が関与している可能性が指摘されている。

しかしながら，脳の大きさの個体差やアルコールを含む薬物の摂取歴，教育歴などがさまざまに異なることから，虐待された PTSD 患者と健常者との比較による研究には限界があることも指摘されており，虐待と脳の萎縮に関連はないとする研究も数多く報告されているのが現状で，その究明が今後の検討課題となっている。

● 嫌な記憶を消す治療

現在 PTSD の治療として，新規抗うつ薬による薬物療法のほかに，認知行動療法や眼球運動による脱感作および再処理法（EMDR）が用いられている。とくに EMDR は，1989 年にシャピロによって発表された比較的新しい治療法である。EMDR では，クライアントは過去の外傷体験に関連した否定的な認知や不快な感情に意識を向けながら，セラピストが左右に動かす指を目で追う手続きを含み，精神療法としては新しい印象を受ける。このような EMDR による PTSD からの回復メカニズムについてはまだ解明されていないこともあり，その効果については批判的な研究者も少なくない。しかしながら治療期間が短く経済的なコストも低いことから，今後の研究が大いに期待されている療法でもある。上述してきたように PTSD の発症原因については神経生物学的な機序が解明されつつある。EMDR についてもその神経生物学的な機序の解明が待たれている。

一方，ラットを用いた神経科学領域の研究から，嫌な記憶を薬物により意図的に消去できる可能性が指摘されている。ルドゥーらのグループは扁桃体や情

動に関する研究で高名であったが、彼らのグループをさらに有名にする発見が2000年に発表された（Nader et al., 2000）。これは、過去に受けた過酷な体験を意図的に消去できる手続きをラットにおいて発見したという報告である。それまでに学習や記憶にかかわる脳部位やそのネットワーク、およびそれらの領域における神経伝達物質を含むさまざまな物質の役割についての研究が数多く行われてきていた。しかしながら、忘れるために必要な手続きやその脳内メカニズムを発見したとの報告は新鮮であった。また脳においては、一度固定された記憶は比較的安定した状態で貯蔵されるという常識に疑問が投げかけられることにもなった。すなわちこの発見は、PTSDの治療法の発見につながるかもしれない画期的なアイデアであるとともに、学習や記憶に関連する脳内メカニズムの新たな一面と不可思議さを提供してくれるものであった。

　その実験の手続きとはこのようなものだ（図5-10）。まず、彼らは実験箱の中でラットに30秒間の音刺激を呈示し、最後の1秒間でラットの足に微弱なフットショックを与えた。フットショックを受けたラットは身を縮めて固まり、フリージングと呼ばれる防御姿勢をとる。この手続きにより、フットショックを無条件刺激（US）、音刺激を条件刺激（CS）、そしてフリージングを条件反応（CR）とした古典的条件づけが成立する（図5-10の①）。24時間後、ラットを実験箱に入れて音刺激を呈示すると、ラットはフリージングを示した。すなわち、音刺激をきっかけにショックを受けたことを思い出したわけである。この時、音刺激であるCS呈示直後にタンパク質の合成を阻害するアニソマイシンという物質を扁桃体の外側部周辺に微量投与したところ（図5-10の②左図）、薬理作用がない人工脳脊髄液を投与されたラットと比較した場合、24時間後のテストでCSに対するフリージングの時間が減少していた（図5-10の③左図）。一方、最初の条件づけから24時間後の薬物投与セッションに音刺激の呈示なしにアニソマイシンを投与したとしても、そのような効果は得られなかった（図5-10②および③右図）。すなわち、音刺激とフットショックの関連を思い出している時に扁桃体の外側部周辺にアニソマイシンが投与されて何らかのタンパク質の合成が阻害されると、その記憶が消去されるのである。この

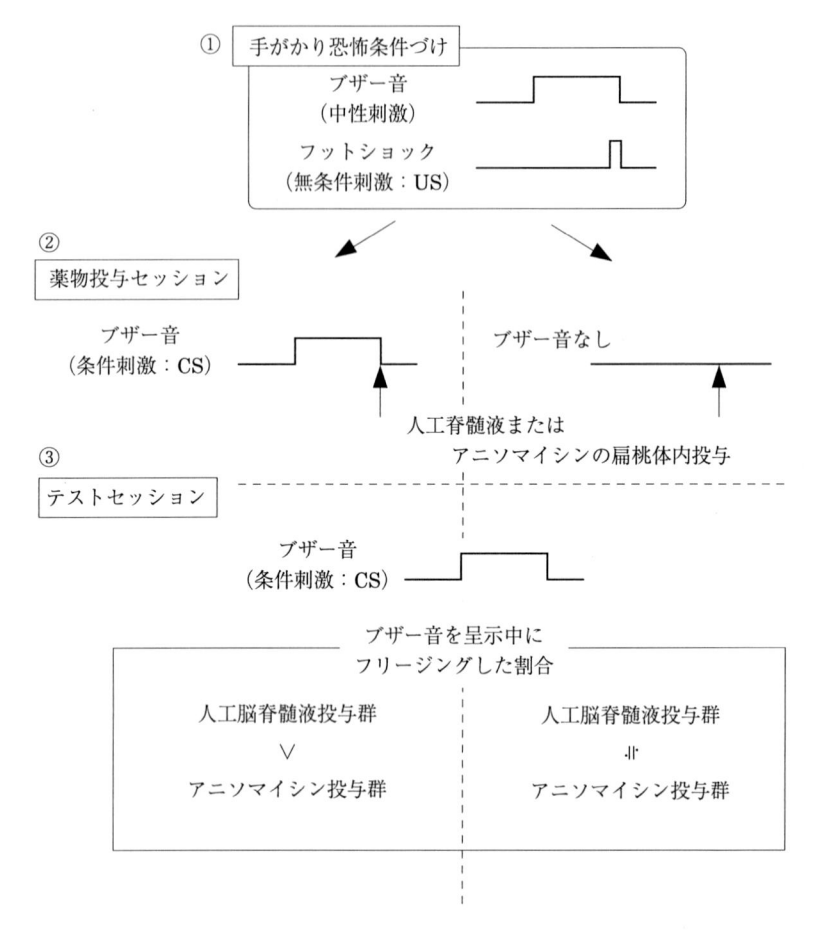

① 手がかり恐怖条件づけ
　ブザー音
　（中性刺激）
　フットショック
　（無条件刺激：US）

② 薬物投与セッション
　ブザー音
　（条件刺激：CS）
　ブザー音なし
　人工脊髄液または
　アニソマイシンの扁桃体内投与

③ テストセッション
　ブザー音
　（条件刺激：CS）

ブザー音を呈示中に
フリージングした割合

人工脳脊髄液投与群　　　　　人工脳脊髄液投与群
　　　∨　　　　　　　　　　　　≠
アニソマイシン投与群　　　　アニソマイシン投与群

①手がかり恐怖条件づけ：ラットにブザー音（中性刺激）とフットショック（US）の対呈示を行うと古典的条件づけが成立する（手がかり恐怖条件づけの詳細は図2-12を参照）。②薬物投与：ブザー音（CS）の呈示後，人工脳脊髄液またはアニソマイシンの扁桃体内投与を行う。③テスト：ブザー音（CS）を呈示している時に示したフリージングの割合の比較。

図5-10　手がかり恐怖条件づけにおける記憶の再固定化の阻害実験の手続きと結果
（Nader et al., 2000を改変）

ことは，以前の経験を思い出している時にタンパク質の合成のような積極的な脳内メカニズムが働いていることを意味しており，記憶の再固定化と呼ばれて

いる。今では，記憶の再固定化のメカニズムやその阻害が成立する条件，さらには関連する脳内物質についての研究が盛んに行われるようになっている。そして，ルドゥーらがはじめて記憶の再固定化の阻害を明らかにした時に使用した手がかり恐怖条件づけだけでなく，文脈条件づけや再認記憶などにおいても同様の再固定化の過程が存在し，タンパク質の合成が関与している可能性が報告されている（Tronson & Taylor, 2007）。

　これらの知見をヒトに応用して，記憶における再固定化を効果的に阻害することができれば，ある記憶を意図的に忘れることができるようになるかもしれない。それは，忘れたくても忘れられない過酷な記憶で苦しむPTSD患者の治療，あるいは恐怖症や薬物依存などの治療に利用できる可能性がある。ヒトにおいては，βアドレナリン受容体遮断薬であるプロプラノロールや抗不安薬として処方されるベンゾジアゼピンがPTSD患者に処方されている。これらの薬物が記憶の再固定化の阻害に何らかの役割を果たしているのか，それとも別のメカニズムを介して治療効果をもたらしているのかについては議論が行われているところである。

（安部博史）

トピック 15

脳とこころの関係を大学で学ぶには

　脳とこころの関係を大学や大学院で学ぶには，どのような分野を選べばよいのであろうか。この本の著者は3人とも一度は心理学，とくに生理心理学を専門とした者である。心理学の他にも，医学，生物学，薬学などの分野において，この本で紹介したような研究が行われている。また，物理学，教育学，言語学，数学，そのほかさまざまな領域でも扱われており，関係していない学問分野をあげるほうが難しいかもしれない。ここではわれわれの知る範囲でいくつかに絞って紹介する。

「心理学部」や「心理学科」という名称の学部や学科を備える大学であれば，生理心理学や認知心理学，比較心理学を専門とする先生がおり，脳とこころについての授業や研究を行っている可能性が高い。認知心理学の先生たちが脳についての研究を行う場合には，直接的に脳を研究対象として扱うことは少ないかもしれないが，研究手段として脳波や脳イメージング法を用いることもある。動物を対象にして，脳の手術をしたり薬物を投与したりすることを専門とする心理の先生は，生理心理学や比較心理学の分野に多い。

ただし，今の大学は従来の学部や学科の枠組みを越えて連携しており，名称などは変わってしまっている可能性がある。学問領域の名称だけで判断せず，大学のホームページをチェックして，上記のような領域を専門とする先生が在籍しているかどうかや，上記のような授業がシラバス（授業の概要を記載した冊子）に掲載されているかをチェックする必要がある。大学の入試を担当する部局に直接連絡して質問すれば回答してくれるはずであるし，場合によってはその先生を紹介してもらえるかもしれない。

心理学を学ぶことを中心としている学部や学科においても，脳とこころの関係についての講義はごく一部であることにも注意しなくてはならない。心理学にはその他にも発達心理学，青年心理学，臨床心理学，社会心理学など多様な学問領域があり，実験実習や心理統計の授業なども必修であることが多いからである。「こころ」そのものに興味がある者にとってはどれも興味深いと思われるが，どちらかといえば「脳」に興味がある者にとっては少々物足りないかもしれない。

医学において脳とこころの働きを学んだり研究したりする利点に，脳を含むヒトのからだを直接操作できるのは医師だけという点があげられる。もちろん，倫理的に問題なく医師法で認められた範囲の研究であることはいうまでもないが，ヒトの脳の手術やヒトに薬物を投与することなどが可能なのは医師だけである。また，実際に患者の治療を行う臨床業務に従事していれば，重要な研究につながる臨床例と遭遇する可能性もある。さらに，大学の医学部や附属病院には脳波計や脳イメージング装置が必ずあり実験環境は恵まれている。欠点を

あげるとすれば，入学がきわめて難しいことと，入学してからも脳とこころの働きだけを学んでいるわけにはいかないことがあげられる。

　薬学部では，薬理学の知識を駆使して，行動薬理学や精神薬理学のような分野で脳とこころの関係について学び，研究することができる。もちろん，脳以外のからだ全体に対する薬理学の勉強もある。脳とこころの分野では，基本的に脳内の物質の動態を研究することが中心となる。

　生物学でも，脳と「行動」の関係を研究している先生が大勢いる。研究しているのは「行動」であり，心理学でいう「こころ」とは必ずしも一致しない場合も多いが，明確な区別がなされない場合も多いのであまり気にする必要もない。とくに分子生物学などは，脳機能の解明や精神疾患の病態解明に大きな寄与をしている。世界的に非常に競争が激しい分野であり，次々に新しい発見が発表されるエキサイティングな学問領域である。逆に言えば，次から次へと明らかにされる発見に追いつくための勉強が大変である。

　大学院で学んだり研究したりすることを考えている場合には，上記のことにいくつか付け加えておきたいことがある。どの研究分野についても言えることであるが，脳の研究にはとくにお金がかかる。もちろん優れたアイデアでお金のかからない研究をされている先生も大勢いる。しかし，ラットやマウスを用いて実験しようとしたら，それだけで多額の研究費が必要となる。動物の購入費用，餌代，飼育施設の光熱費，掃除を担当する職員の人件費，実験終了時の処分費用などが必要となる。脳イメージングの研究では，装置の購入代金は言うに及ばず，装置および運転プログラムのメンテナンス代，電気代，修理代など莫大な費用がかかる。「先生の年間の研究予算はいくらですか」と面と向かって尋ねるわけにはいかないので，どの程度活発に研究が行われているかを自分の目で確かめる必要があるだろう。活発に研究成果を発表しているとすれば，当然ながら研究費用の獲得も順調にできているはずだからだ。また，大学の卒業研究や大学院での研究においては，ペーパータオルや器具の使い方や消耗品の管理の方法に始まり，実験装置の動かし方や研究の進め方など，手取り足取りで指導を受けることが一般的である。大きな研究室になればなるほど，

教授から直接指導を受ける時間は少なくなり，同じ研究室の助教の先生や大学院生から指導を受けることになる。どのような人物から多くの指導を受けることになるのかについては，研究室に入る前にはっきりとさせておいたほうがよい。そのためには，実際に研究室を訪問し，指導教授や研究室のメンバーと話し，研究室の雰囲気や指導体制に関する情報を得ておくことが望ましいだろう。

（安部博史）

引用文献

アカデミー学院　http://www.academygakuin.com/blog/2010/10/r_l_1.html
Albin, R.L., Young, A.B. & Penney, J.B.　1989　The functional anatomy of basal ganglia disorders.　*Trends in Neurosciences*, **12**, 366-375.
Altemus, M., Glowa, J.R., Galliven, E., et al.　1996　Effects of serotonergic agents on food-restriction induced hyperactivity.　*Pharmacology Biochemistry & Behavior*, **53**, 1123-131.
アメリカ精神医学会　2007　DSM-IV-TR：精神疾患の分類と診断の手引き　新訂版　医学書院
Andrews, K., Murphy, L., Munday, R. & Littlewood, C.　1996　Misdiagnosis of the vegetative state: retrospective study in a rehabilitation unit.　*BMJ*, **313**, 13-16.
浅川伸一　2008　脳の科学第五回　http://www.cis.twcu.ac.jp/~asakawa/BrainScience2008/BS2008-05.pdf
朝倉哲彦　2002　失語症全国実態調査報告　*失語症研究*, **22**, 241-256.
Aston-Jones, G., Rajkowski, J. & Cohen, J.　1999　Role of locus coeruleus in attention and behavioral flexibility.　*Biological Psychiatry*, **46**, 1309-1320.
渥美義賢　1996　不登校児における睡眠覚醒リズム障害の研究　科学研究費補助金研究報告書（1993-1995年度，研究課題番号 05305009，研究代表者：渥美義賢）
Badcock, J.C. & Hugdahl, K.　2012　Cognitive mechanisms of auditory verbal hallucinations in psychotic and non-psychotic groups.　*Neuroscience and Biobehavioral Reviews*, 36, 431-438.
Baker, D.G., West, S.A., Nicholson, W.E., Ekhator, N.N., Kasckow, J.W., Hill, K.K., et al.　1999　Serial CSF corticotropin-releasing hormone levels and adrenocortical activity in combat veterans with posttraumatic stress disorder.　*The American Journal of Psychiatry*, **156**, 585-588.
Baron-Cohen, S., Leslie, A.M. & Frith, U.　1985　Does the autistic child have a "theory of mind"?　*Cognition*, **21**, 37-46.
Birbaumer, N., Grodd, W., Diedrich, O., Klose, U., Erb, M., Lotze, M., et al.　1998　fMRI reveals amygdala activation to human faces in social phobics.　*Neuroreport*, **9**, 1223-1226.
Blum, K., Sheridan, P.J., Wood, R.C., Braverman, E.R., Chen, T.J., Cull, J.G. & Comings, D.E.　1996　The D2 dopamine receptor gene as a determinant of reward deficiency syndrome.　*Journal of Research and Social Medicine*, **89**, 896-400.
Boly, M., Coleman, M.R., Davis, M.H., Hampshire, A., Bor, D., Moonen, G., Maquet, P.A., Pickard, J.D., Laureys, S. & Owen, A.M.　2007　When thoughts become action: an fMRI paradigm to study volitional brain activity in non-communicative brain injured patients.　*Neuroimage*, **36**, 979-992.
Boria, S., Fabbri-Destro, M., Cattaneo, L., Sparaci, L., Sinigaglia, C., Santelli, E., et al.　2009　Intention understanding in autism.　*PloS one*, **4**, e5596.

Breiter, H.C., Etcoff, N.L., Whalen, P.J., Kennedy, W.A., Rauch, S.L., Buckner, R.L., et al. 1996 Response and habituation of the human amygdala during visual processing of facial expression. *Neuron*, **17**, 875-887.

Bremner, J.D., Randall, P., Scott, T.M., Bronen, R.A., Seibyl, J.P., Southwick, S.M., et al. 1995 MRI-based measurement of hippocampal volume in patients with combat-related posttraumatic stress disorder. *The American Journal of Psychiatry*, **152**, 973-981.

Brown, A.S., van Os, J., Driessens, C., Hoek, H.W. & Susser, E.S. 2000 Further evidence of relation between prenatal famine and major affective disorder. *The American Journal of Psychiatry*, **157**, 190-195.

Butler, R.K. & Finn, D.P. 2009 Stress-induced analgesia. *Progress in Neurobiology*, **88**, 184-202.

Carlsson, A. & Lindqvist, M. 1963 Effect of chlorpromazine or haloperidol on formation of 3methoxytyramine and normetanephrine in mouse brain. *Acta Pharmacologica et Toxicologica*, **20**, 140-144.

Chen, J.F., Xu, K., Petzer, J.P., Staal, R., Xu, Y.H., Beilstein, M., et al. 2001 Neuroprotection by caffeine and A2A adenosine receptor inactivation in a model of Parkinson's disease. *The Journal of Neuroscience*, **21**, RC143.

Ciocchi, S., Herry, C., Grenier, F., Wolff, S.B., Letzkus, J.J., Vlachos, I., et al. 2010 Encoding of conditioned fear in central amygdala inhibitory circuits. *Nature*, **468**, 277-282.

Coleman, R. 1986 Wide awake at 3:00 a.m. by choice or by chance? W.H. Freeman & Co.

Coplan, J.D., Andrews, M.W., Rosenblum, L.A., Owens, M.J., Friedman, S., Gorman, J.M., et al. 1996 Persistent elevations of cerebrospinal fluid concentrations of corticotropin-releasing factor in adult nonhuman primates exposed to early-life stressors: implications for the pathophysiology of mood and anxiety disorders. *Proceedings of the National Academy of Sciences of the United States of America*, **93**, 1619-1623.

Coplan, J.D., Trost, R.C., Owens, M.J., Cooper, T.B., Gorman, J.M., Nemeroff, C.B., et al. 1998 Cerebrospinal fluid concentrations of somatostatin and biogenic amines in grown primates reared by mothers exposed to manipulated foraging conditions. *Archives of General Psychiatry*, **55**, 473-477.

Daalman, K., van Zandvoort, M., Bootsman, F., Boks, M., Kahn, R. & Sommer, I. 2011 Auditory verbal hallucinations and cognitive functioning in healthy individuals. *Schizophrenia Research*, 132, 203-207.

Davis, M.H., Coleman, M.R., Absalom, A.R., Rodd, J.M., Johnsrude, I.S., Matta, B.F., Owen, A.M. & Menon, D.K. 2007 Dissociating speech perception and comprehension at reduced levels of awareness. *Proceedings of the National Academy of Sciences of the United States of America*, **104**, 16032-16037.

Dement, W.C. 1976 "*Some Must Watch While Some Must Sleep.*" San Francisco Book

Company.

DeRenzi, E., Perani, D., Carlesimo, G.A., Silveri, M.C. & Fazio, F. 1994 Prosopagnosia can be associated with damage confined to the right hemisphere —— An MRI and PET study and a review of the literature. *Neuropsychologia*, **32**, 893-902.

Diederen, K.M., Daalman, K., de Weijer, A.D., Neggers, S.F., van Gastel, W., Blom, J.D., et al. 2011 Auditory hallucinations elicit similar brain activation in psychotic and nonpsychotic individuals. *Schizophrenia Bulletin*, (in press).

DiRocco, D.P. & Xia, Z. 2007 Alpha males win again. *Nature Neuroscience*, **10**, 938-940.

Donnerstein, E., Donnerstein, M. & Evans, R. 1975 Erotic stimuli and aggression: facilitation or inhibition. *Journal of Personality and Social Psychology*, **32**, 237-244.

Dutton, D.G. & Aron, A.P. 1974 Some evidence for heightened sexual attraction under conditions of high anxiety. *Journal of Personality and Social Psychology*, **30**, 510-517.

Edger, D.M., Dement, W.C. & Fuller, C.A. 1993 Effect of SCN lesions on sleep in squirrel monkeys: Evidence for opponent processes in sleep-wake regulation. *Journal of Neuroscience*, **13**, 1065-1079.

Ellis, H.D. & Florence, M. 1990 Bodamer's (1947) paper on prospagnosia. *Cognitive Neuropsychology*, **7**, 81-105.

Feinstein, J.S., Adolphs, R., Damasio, A. & Tranel, D. 2011 The human amygdala and the induction and experience of fear. *Current Biology*, **21**, 34-38.

Fisher, H.E., Aron, A. & Brown, L.L. 2006 Romantic love: a mammalian brain system for mate choice. *Philosophical Transactions of the Royal Society of London. B, Biological Sciences*, **361**, 2173-2186.

Freed, C.R. 2002 Will embryonic stem cells be a useful source of dopamine neurons for transplant into patients with Parkinson's disease? *Proceedings of the National Academy of Sciences of the United States of America*, **99**, 1755-1757.

Frith, C.D. & Done, D.J. 1988 Towards a neuropsychology of schizophrenia. *The British Journal of Psychiatry*, **153**, 437-443.

Frith, U., Morton, J. & Leslie, A.M. 1991 The cognitive basis of a biological disorder: autism. *Trends in Neuroscience*, **14**, 433-438.

古川聡・川崎勝義・福田幸男 1998 脳とこころの不思議な関係 川島書店

福田一彦 2003 教育と睡眠問題 高橋清久(編) 睡眠学——眠りの科学・医歯薬学・社会学 じほう,pp.89-96.

Geer, J.H. & Maisel, E. 1972 Evaluating the effects of the prediction-control confound. *Journal of Personality and Social Psychology*, **23**, 314-319.

Geller, I. & Seifter, J. 1960 The effects of meprobamate, barbiturates, d-amphetamine and promazine on experimentally induced conflict in the rat. *Psychopharmacology*, **1**, 482-492.

Gesquiere, L.R., Learn, N.H., Simao, M.C., Onyango, P.O., Alberts, S.C. & Altmann, J. 2011 Life at the top: rank and stress in wild male baboons. *Science*, **333**, 357-360.

Gloor, P., Olivier, A., Quesney, L.F., Andermann, F. & Horowitz, S. 1982 The role of the limbic system in experiential phenomena of temporal lobe epilepsy.　*Annals of Neurology*, **12**, 129-144.

Goto, H.　1971　Auditory perception by normal Japanese adults of the sounds "L" and "R".　*Neuropsychologia*, **9**, 317-323.

Grant, K.A., Shively, C.A., Nader, M.A., Ehrenkaufer, R.L., Line, S.W., Morton, T. E., et al.　1998　Effect of social status on striatal dopamine D2 receptor binding characteristics in cynomolgus monkeys assessed with positron emission tomography.　*Synapse*, **29**, 80-83.

Grossman, S.　1964　Behavioral effects of chemical stimulation of the ventral amygdala.　*Journal of Comparative and Physiological Psychology*, **57**, 29-36.

Guler, Y. & Ford, A.T.　2010　Anti-depressants make amphipods see the light.　*Aquatic Toxicology*, **99**, 397-404.

Hall, C.S.　1934　Emotional behavior in the rat. I. Defecation and urination as measures of individual differences in emotionality.　*Journal of Comparative Psychology*, **18**, 385-403.

Hancock, D.B., Martin, E.R., Stajich, J.M., Jewett, R., Stacy, M.A., Scott, B.L., et al.　2007　Smoking, caffeine, and nonsteroidal anti-inflammatory drugs in families with Parkinson disease.　*Archives of Neurology*, **64**, 576-580.

Harrison, K. & Cantor, J.　1999　Tales from the screen: Enduring fright reactions to scary media.　*Media Psychology*, **1**, 97-116.

Havlicek, J. & Roberts, S.C.　2009　MHC-correlated mate choice in humans: a review.　*Psychoneuroendocrinology*, **34**, 497-512.

林哲・国原峯男　1985　ラットの条件回避学習とカテコールアミン受容体　田所作太郎（編著）　抗痴呆薬の探求　星和書店，pp.88-107.

Heinrichs, M., von Dawans, B. & Domes, G.　2009　Oxytocin, vasopressin, and human social behavior.　*Frontiers in Neuroendocrinology*, **30**, 548-557.

Hepper, P.G.　1988　Fetal "soap" addiction.　*Lancet*, **1**, 1347-1348.

Hepper, P.G. & Shahidullah, S.　1992　Habituation in normal and Down's syndrome fetuses.　*The Quarterly Journal of Experimental Psychology. B, Comparative and Physiological Psychology*, **44**, 305-317.

Hepper, P.G. & Shahidullah, B.S.　1994　Development of fetal hearing.　*Archives of Disease in Childhood*, **71**, F81-F87.

Hetherington, A.W. & Ranson, S.W.　1942　The spontaneous activity and food intake of rats with hypothalamic lesions.　*American Journal of Physiology*, **136**, 609-617.

Hofmann, S.G.　2007　Cognitive factors that maintain social anxiety disorder: a comprehensive model and its treatment implications.　*Cognitive Behaviour Therapy*, **36**, 193-209.

本間研一　1993　生物時計　日本機械学会誌，**96**, 29-33.

Inoue,K., Kiriike,N., Okuno,M. et al.　1998　Prefrontal and striatal dopamine metabolism during enhanced rebound hyperphagia induced by space restriction: A rat model of binge eating.　*Biological Psychiatry*, **44**, 1329-1336.

Insel, T.R., Wang, Z.X. & Ferris, C.F. 1994 Patterns of brain vasopressin receptor distribution associated with social organization in microtine rodents. *The Journal of Neuroscience*, **14**, 5381-5392.
石合純夫 2003 高次脳機能障害学 医歯薬出版
石合純夫 2001 失語症 石合純夫（編著）言語聴覚障害学——基礎・臨床 新興医学出版社
石原金由 2001 夜型社会が子どもの世界まで広がった 堀忠雄（編） 眠りたいけど眠れない 昭和堂，pp23-40.
Kahneman, D. & Deaton, A. 2010 High income improves evaluation of life but not emotional well-being. *Proceedings of the National Academy of Sciences of the United States of America*, **107**, 16489-16493.
上島国利 2008 社会不安障害 *綜合臨牀*，**57**(増刊), 1439-1441.
河村満 2001 「街の顔」と「人の顔」 *失語症研究*，**21**, 128-132.
Kerkhof, G.A. 1985 Inter-individual differences in the human circadian system: A review. *Biological Psychology*, **20**, 83-112.
Kerkhof, G.A. 1998 The 24 hour variation of mood differs between morning and evening-type individuals. *Perception and Motor Skills*, **86**, 264-266.
切池信夫 2000 摂食障害の病態研究 *分子精神医学*，**3**, 12-18.
近藤直司 2006 社会的ひきこもり *臨床精神医学*，**35**(増刊号), 316-321.
Kosfeld, M., Heinrichs, M., Zak, P.J., Fischbacher, U. & Fehr, E. 2005 Oxytocin increases trust in humans. *Nature*, **435**, 673-676.
Kurosaki, M., Shirao, N., Yamashita, H., Okamoto, Y. & Yamawaki, S. 2006 Distorted images of one's own body activates the prefrontal cortex and limbic/ paralimbic system in young women: a functional magnetic resonance imaging study. *Biological Psychiatry*, **59**, 380-386.
Lanzenberger, R.R., Mitterhauser, M., Spindelegger, C., Wadsak, W., Klein, N., Mien, L.K., et al. 2007 Reduced serotonin-1A receptor binding in social anxiety disorder. *Biological Psychiatry*, **61**, 1081-1089.
Lazarus, R.S. & Folkman, S. 1984 Stress, Appraisal, and Coping. New York: Springer.
Lederbogen, F., Kirsch, P., Haddad, L., Streit, F., Tost, H., Schuch, P., et al. 2011 City living and urban upbringing affect neural social stress processing in humans. *Nature*, **474**, 498-501.
LeDoux, J. 2003 The emotional brain, fear, and the amygdala. *Cellular and Molecular Neurobiology*, **23**, 727-738.
Lemaire, V., Koehl, M., Le Moal, M. & Abrous, D.N. 2000 Prenatal stress produces learning deficits associated with an inhibition of neurogenesis in the hippocampus. *Proceedings of the National Academy of Sciences of the United States of America*, **97**, 11032-11037.
Libet, B., Gleason, C.A., Wright, E.W. & Pearl, D.K. 1983 Time of conscious intention to act in relation to onset of cerebral activity (readiness-potential). The unconscious initiation of a freely voluntary act. *Brain*, **106**, 623-642.

Lim, M.M., Wang, Z., Olazabal, D.E., Ren, X., Terwilliger, E.F. & Young, L.J. 2004 Enhanced partner preference in a promiscuous species by manipulating the expression of a single gene. *Nature*, **429**, 754-757.

Madison, L.S., Madison, J.K. & Adubato, S.A. 1986 Infant behavior and development in relation to fetal movement and habituation. *Child Development*, **57**, 1475-1482.

Maestripieri, D. & Wallen, K. 2003 Nonhuman primate models of developmental psychopathology: Problems and prospects. In Cicchetti, D. & Walker, E.(Ed.) Neurodevelopmental mechanisms in psychopathology (pp.187-214). UK: Cambridge university press.

Mak, G.K., Enwere, E.K., Gregg, C., Pakarainen, T., Poutanen, M., Huhtaniemi, I., et al. 2007 Male pheromone-stimulated neurogenesis in the adult female brain: possible role in mating behavior. *Nature Neuroscience*, **10**, 1003-1011.

Marek, P., Mogil, J.S., Sternberg, W.F., Panocka, I. & Liebeskind, J.C. 1992 N-methyl-D-aspartic acid (NMDA) receptor antagonist MK-801 blocks non-opioid stress-induced analgesia. II. Comparison across three swim-stress paradigms in selectively bred mice. *Brain Research*, **578**, 197-203.

松田恒平 2008 神経ペプチドによるキンギョ摂食制御機構——摂食制御システムの進化的変遷過程の解明を目指して *比較内分泌学*, **34**, 10-23.

Mazuka, R., Cao, Y., Dupoux, E. & Christophe, A. 2011 The development of a phonological illusion: A cross-linguistic study with Japanese and French infants. *Developmental Science*, **14**, 693–699.

Moruzzi, G. & Magoun, H.W. 1949 Brain stem reticular formation and activation of the EEG. *Electroencephalography and Clinical Neurophysiology*, **1**, 455-473.

Mueser, K.T. & McGurk, S.R. 2004 Schizophrenia. *Lancet*, **363**, 2063-2072.

村崎光邦・西川弘之・石橋正 2008 ドパミン―セロトニン拮抗薬―新規統合失調症治療薬blonanserinの受容体結合特性 *臨床精神薬理*, **11**, 845-854.

Nader, K., Schafe, G.E. & Le Doux, J.E. 2000 Fear memories require protein synthesis in the amygdala for reconsolidation after retrieval. *Nature*, **406**, 722-726.

Nakada, T., Fujii, Y. & Kwee, I.L. 2001 Brain strategies for reading in the second language are determined by the first language. *Neuroscience Research*, **40**, 351-358.

中村万理子 2004 大学生の心身健康状態睡眠状況の臨床心理学的研究 *臨床教育心理学研究*, **30**, 107-122.

Oberman, L.M., Hubbard, E.M., McCleery, J.P., Altschuler, E.L., Ramachandran, V.S. & Pineda, J.A. 2005 EEG evidence for mirror neuron dysfunction in autism spectrum disorders. *Brain Research. Cognitive Brain Research*, **24**, 190-198.

Ojima, S., Matsuba-Kurita, H., Nakamura, N., Hoshino, T. & Hagiwara, H. 2011 Age and amount of exposure to a foreign language during childhood: Behavioral and ERP data on the semantic comprehension of spoken English by Japanese children. *Neuroscience Research*, **70**, 197-205.

Olds, J. & Milner, P. 1954 Positive reinforcement produced by electrical stimulation of septal area and other regions of rat brain. *Journal of Comparative and Physiological*

Psychology, 47, 419-427.
Ortigue, S., Bianchi-Demicheli, F., Patel, N., Frum, C. & Lewis, J.W. 2010 Neuroimaging of love: fMRI meta-analysis evidence toward new perspectives in sexual medicine. *The Journal of Sexual Medicine*, 7, 3541-3552.
Owen, A.M., Coleman, M.R., Boly, M., Davis, M.H., Laureys, S. & Pickard, J.D. 2006 Detecting awareness in the vegetative state. *Science*, 313, 1402.
Owen, A.M. & Coleman, M.R. 2008 Functional neuroimaging of the vegetative state. *Nature Reviews Neuroscience*, 9, 235-243.
Pedersen, C.A. & Prange, A.J., Jr. 1979 Induction of maternal behavior in virgin rats after intracerebroventricular administration of oxytocin. *Proceedings of the National Academy of Sciences of the United States of America*, 76, 6661-6665.
Pellegrino, L.J., Pellegrino, A.S. & Cushman, A.J. 1967 A Stereotaxic Atlas of the Rat Brain. Second ed. Plenum Press.
Penfield, W. & Rasmussen, T. 1950. The cerebral cortex of man: a clinical study of localization of function. New York: The Macmillan Company.
ピーター・シンガー 1999 実践の倫理 昭和堂
Premack, D. & Woodruff, G. 1978 Does the chimpanzee have a theory of mind? *Behavioural and Brain Sciences*, 1, 515-526.
Ralph, M.R., Foster, R.G., Davis, F.C. & Menaker, M. 1990 Transplanted suprachiasmatic nucleus determines circadian period. *Science*, 247, 975-978.
Rauscher, F.H., Shaw, G.L. & Ky, C.N. 1993 Music and spatial task performance. *Nature*, 365, 611.
Rauscher, F.H., Robinson, K.D. & Jens, J.J. 1998 Improved maze learning through early music exposure in rat. *Neurological Research*, 20, 427-432.
Reeves, A.G. & Plum, F. 1969 Hyperphagia, rage, and dementia accompanying a ventromedial hypothalamic neoplasm. *Archives of Neurology*, 20, 616-624.
Roberts, S.C., Little, A.C., Gosling, L.M., Jones, B.C., Perrett, D.I., Carter, V., et al. 2005 MHC-assortative facial preferences in humans. *Biology Letters*, 1, 400-403.
Rosenblum, L.A. & Paully, G.S. 1984 The effects of varying environmental demands on maternal and infant behavior. *Child Development*, 55, 305-314.
Rosenthal, N.E., Sack, D.A., Gillin, J.C., et. al. 1984 Seasonal affective disorder: A description of the syndrome and preliminary findings with light therapy. *Archives of Genetic Psychiatry*, 41, 72-80.
Royal college of Physicians 1996 The vegetative state: guidance on diagnosis and management. London.
世界保健機関（WHO） 2007 ICD-10 精神および行動の障害——臨床記述と診断ガイドライン 医学書院
Schacter, S. 1968 Obesity and eating: Internal and external cues differentially affect the eating behavior of obese and normal subjects. *Science*, 161, 751-756.
Schachter, S. & Singer, J.E. 1962 Cognitive, social, and physiological determinants of emotional state. *Psychological Review*, 69, 379-399.

Schiffer, F., Teicher, M.H. & Papanicolaou, A.C. 1995 Evoked potential evidence for right brain activity during the recall of traumatic memories. *The Journal of Neuropsychiatry and Clinical Neurosciences*, 7, 169-175.

Schneier, F.R., Liebowitz, M.R., Abi-Dargham, A., Zea-Ponce, Y., Lin, S.H. & Laruelle, M. 2000 Low dopamine D2 receptor binding potential in social phobia. *The American Journal of Psychiatry*, 157, 457-459.

Schwartz, M.W., Woods, S.C., Porte, D., Seeley, R.J. & Baskin, D.G. 2000 Central nervous system control of food intake. *Nature*, 404, 661-671.

Seeman, P. & Lee, T. 1975 Anti-psychotic drugs: direct correlation between clinical potency and a presynaptic action on dopamine neurones. *Science*, 188, 1217-1219.

篠原彰一 1998 学習心理学への招待——学習・記憶のしくみを探る サイエンス社

Shively, C.A. 1998 Social subordination stress, behavior, and central monoaminergic function in female cynomolgus monkeys. *Biological Psychiatry*, 44, 882-891.

Soon, C.S., Brass, M., Heinze, H.J. & Haynes, J.D. 2008 Unconscious determinants of free decisions in the human brain. *Nature Neuroscience*, 11, 543-545.

Spelt, D.K. 1948 The conditioning of the human fetus in utero. *Journal of Experimental Psychology*, 38, 338-346.

Squire, L.R. 2007 Memory systems: a biological concept. In: Science of Memory: Concepts, R. Roediger, Y. Dudai, and S. Fitzpatrick(Eds.) *Oxford University Press*, 339-343.

St Clair, D., Xu, M., Wang, P., Yu, Y., Fang, Y., Zhang, F., et al. 2005 Rates of adult schizophrenia following prenatal exposure to the Chinese famine of 1959-1961. *The Journal of the American Medical Association*, 294, 557-562.

Stahl, S.M. 2007 Beyond the dopamine hypothesis to the NMDA glutamate receptor hypofunction hypothesis of schizophrenia. *CNS Spectrums*, 12, 265-268.

Susser, E.S. & Lin, S.P. 1992 Schizophrenia after prenatal exposure to the Dutch Hunger Winter of 1944-1945. *Archives of General Psychiatry*, 49, 983-988.

鈴木匡子 2010 視覚性認知の神経心理学 医学書院

高橋清久 1998 生体リズム異常の臨床——特に季節性感情障害・睡眠覚醒リズム障害を中心に 心身医学, 38, 170-178.

Teicher, M.H., Ito, Y., Glod, C.A., Andersen, S.L., Dumont, N. & Ackerman, E. 1997 Preliminary evidence for abnormal cortical development in physically and sexually abused children using EEG coherence and MRI. *Annals of the New York Academy of Sciences*, 821, 160-175.

Teitelbaum, P. & Stellar, E. 1954 Recovery from the failure to eat produced by hypothalamic lesions. *Science*, 120, 894-895.

Tronson, N.C. & Taylor, J.R. 2007 Molecular mechanisms of memory reconsolidation. Nature reviews. *Neuroscience*, 8, 262-275.

Umilta, M.A., Escola, L., Intskirveli, I., Grammont, F., Rochat, M., Caruana, F., et al. 2008 When pliers become fingers in the monkey motor system. *Proceedings of the National Academy of Sciences of the United States of America*, 105, 2209-2213.

Ungerleider, L.G. & Mishkin, M.　1982　Two cortical visual systems. In D.J. Ingle, M.A. Goodale & R.J.W. Mansfield (Eds). Analysis of Visual Behavior.　Cambridge, MA: MIT Press.

Ungerstedt, U.　1971　Stereotaxic mapping of the monoamine pathways in the rat brain. *Acta Physiologica Scandinavica, Supplemet,* **367**, 1-48.

Uno, H., Tarara, R., Else, J.G., Suleman, M.A. & Sapolsky, R.M.　1989　Hippocampal damage associated with prolonged and fatal stress in primates.　*The Journal of neuroscience,* **9**, 1705-1711.

Valentino, R.J., & Foote, S.L.　1988　Corticotropin-releasing hormone increases tonic but not sensory-evoked activity of noradrenergic locus coeruleus neurons in unanesthetized rats.　*The Journal of Neuroscience,* **8**, 1016-1025.

Vercammen, A., de Haan, E.H. & Aleman, A.　2008　Hearing a voice in the noise: auditory hallucinations and speech perception.　*Psychological Medicine,* **38**, 1177-1184.

Voss, H.U., Uluc, A.M., Dyke, J.P., Watts, R., Kobylarz, E.J., McCandliss, B.D., et al. 2006　Possible axonal regrowth in late recovery from the minimally conscious state. *The Journal of Clinical Investigation,* **116**, 2005-2011.

Wartenburger, I., Heekeren, H.R., Abutalebi, J., Cappa, S.F., Villringer, A. & Perani, D. 2003　Early setting of grammatical processing in the bilingual brain.　*Neuron,* **37**, 159-170.

Wedekind, C., Seebeck, T., Bettens, F. & Paepke, A.J.　1995　MHC-dependent mate preferences in humans.　*Proceedings of the Royal Society. B, Biological Sciences,* **260**, 245-249.

Weiss, J.M.　1968　Effects of coping responses on stress.　*Journal of Comparative and Physiological Psychology,* **65**, 251-260.

Weiss, J.M.　1970　Somatic effects of predictable and unpredictable shock. *Psychosomatic Medicine,* **32**, 397-408.

Wicker, B., Keysers, C., Plailly, J., Royet, J.P., Gallese, V. & Rizzolatti, G.　2003　Both of us disgusted in my insula: the common neural basis of seeing and feeling disgust. *Neuron,* **40**, 655-664.

Williams, J.R., Insel, T.R., Harbaugh, C.R. & Carter, C.S.　1994　Oxytocin administered centrally facilitates formation of a partner preference in female prairie voles (Microtus ochrogaster).　*Journal of Neuroendocrinology,* **6**, 247-250.

Wisnivesky, J.P., Teitelbaum, S.L., Todd, A.C., Boffetta, P., Crane, M., Crowley, L., et al.　2011　Persistence of multiple illnesses in World Trade Center rescue and recovery workers: a cohort study.　*Lancet,* **378**, 888-897.

Wolfson, A.R. & Carskadon, M.A.　1998　Sleep schedules and daytime functioning in adolescents.　*Child Development,* **69**, 875-887.

山鳥重　1977　失語の分類とその実際――古典的分類とGeschwind派の分類　*神経研究の進歩,* **21**, 869-878.

Yamaguchi, S., Isejima, H., Matsuo, T., Okura, R., Yagita, K., Kobayashi, M. & Okamura,

H. 2003 Synchronization of cellular clocks in the suprachiasmatic nucleus. *Science*, **302**, 1408-1412.

Zhang, Y., Kuhl, P.K., Imada, T., Kotani, M. & Tohkura, Y. 2005 Effects of language experience: Neural commitment to language-specific auditory patterns. *NeuroImage*, **26**, 703-720.

日本うつ病学会治療ガイドライン 2011
　　http://www.secretariat.ne.jp/jsmd/mood_disorder/img/110720.pdf
日本神経学会パーキンソン病治療ガイドライン 2011
　　http://www.neurology-jp.org/guidelinem/parkinson.html

参考文献

本書を読むにあたって参考となるものとして，入手しやすいものを中心にあげた。

Barry, M.F., Connors, B.W. & Paradiso, M.A. 2007 "Neuroscience: Exploring the Brain, Third edition." ［加藤宏司・後藤薫・藤井聡・山崎良彦（訳） 2007 神経科学──脳の探求　西村書店］

Bremner, D.J. 2002 "Does Stress Damage the Brain?" ［北村美都穂（訳） 2003 ストレスが脳をだめにする　青土社］

Carlson, N.R. 2007 "Physiology of Behavior. 9th Edition." ［泰羅雅登・中村克樹（訳） 2008 神経科学テキスト──脳と行動　丸善］

古川　聡・川崎勝義・福田幸男　1998　脳とこころの不思議な関係──生理心理学入門　川島書店

水野美邦・近藤智善　2007　よくわかるパーキンソン病のすべて　永井書店

二木宏明　1989　脳と記憶──その心理学と生理学　共立出版

Pinel, J. 2003 "Biopsychology 5th Edition." ［佐藤敬・若林孝一・泉井亮・飛鳥井望（訳） 2007 ピネル　バイオサイコロジー　西村書店］

Sadler, T. 2003 "Langman's Medical Embryology. 9th Edition." ［安田峯生（訳） 2006 ラングマン人体発生学　第9版　メディカルサイエンスインターナショナル］

おわりに

　本書は，心理学とその関連領域の教育や研究に従事するわれわれ3人が，各自が関心をもつ題材を持ち寄って分担執筆を行ったものである。精神科の臨床業務と医学部生教育の傍ら臨床心理学や精神薬理学の研究を行っている安部博史，音楽大学で音楽教育に携わる人材の育成と教育心理学や発達心理学の研究を行っている古川聡，それに研究所の技術員としてラットやマウスを対象に動物専用MRI装置を用いた実験に従事している野中博意である。三者三様，肩書きと職務内容はさまざまであるが，われわれの間にはひとつの明確な共通項が存在する。それは，生理心理学を学術的バックボーンとしている，すなわち精神的な支えとなる経験や思想として生理心理学というものをもっているということである。

　われわれは大学の卒業論文の研究において生理心理学の領域をテーマとして実験を行い，心理学者としての本格的なキャリアをスタートさせた。3人が所属する学会や活動の分野は少しずつ異なってきてはいるが，本書の執筆活動を通して互いの原稿に目を通し合う中で，今もわれわれ3人が同じ観点を共有していることを改めて認識できたように感じる。すなわち，本書のタイトルに含まれるフレーズでもある『その時，脳では』という観点である。学生や実験協力者との交流，職場の同僚や学外研究者との意見交換，マスコミやインターネットで見かけたニュースや論説。これらを通して興味深い心理学的題材に出会った時に，われわれの考え方の基本となるのは，「そのこころの働きは，脳のどのような機能によるものなのだろうか。生理心理学や脳科学の立場からは，どのように説明できるだろうか」という疑問であるように思う。

　臨床心理士の仕事やその職務への関心をもつ読者を念頭に置いた出版物が数多くある中で，本書はやや異色の内容のものとなったかもしれない。また，非常にバラエティに富んだトピックから構成されているが，このことはどこからでも読み始められるという利点にもなったかと考えている。全5章からなる本書を通読することで，脳が活動することによりこころが存在しているという

事実を読者が各自なりのイメージで思い描くことができたならば，著者らは誠に幸いである。原稿執筆中に東日本大震災が起こり，文献等の資料収集に支障を来したこともあり，本来の完成予定よりも半年ほど遅れてしまった。編集部にはこころからお詫びしたい。

　最後になったが，本書を出版する機会を与えてくださった福村出版編集部にこころから感謝するしだいである。

2012年3月
安部博史
野中博意
古川　聡

索引

あ行

ICD（International Classification of Diseases） 157, 177
アウェアネス（awareness） 36
アゴニスト（agonist） 114
アストン・ジョーンズ（Aston-Jones, G.） 67
アスペルガー症候群（Asperger syndrome） 75
アドレナリン（adrenaline） 23, 178
アニソマイシン（anisomycin） 183
アポトーシス（apoptosis） 170
アルコール依存症（alcoholism） 129
アルツハイマー病（Alzheimer's disease） 63
アンタゴニスト（antagonist） 114
アンフェタミン（amphetamine） 160
EEG（electroencephalography） 82
EMDR（eye movement desensitization reprocessing） 182
胃潰瘍（gastric ulcer） 131
怒り（anger） 154, 166
エイコサペンタエン酸（eicosapentaenoic acid: EPA） 165
意識障害（disturbance of consciousness） 38
一次運動野（primary motor cortex） 42
意味記憶（semantic memory） 29
飲水中枢（drinking center） 105
陰性症状（negative symptom） 158
ヴァンデンバーグ効果（Vandenbergh effect） 16
ウィッテン効果（Whitten effect） 16
ヴィジランス（vigilance） 67
ウェクスラー記憶尺度（Wechsler memory scale） 179
ウェルニッケ（Wernicke, C.） 88
ウェルニッケ失語（Wernicke's aphasia） 91
ウェルニッケ野（Wernicke's area） 94
ウェルニッケ―リヒトハイムの失語症図式（Wernick-Lichtheim schema of aphasia） 89
うつ状態（depressive state） 74
ウッドルフ（Woodruff, G.） 71
うつ病（depression） 129, 175
うつ病エピソード（depressive episode） 137
ウルバッハ・ビーテ病（Urbach-Wiethe disease） 62
ウンゲルシュテット（Ungerstedt, U.） 113
運動前野（premotor area） 42
運動準備電位（bereitshaftspotential） 42
運動ニューロン（motor neuron） 42
HPA系（hypothalamic-pituitary-adrenal system） 64, 121, 178
A10神経（A10 neuron） 19, 69
NMDA受容体（NMDA receptor） 163
エピソード記憶（episodic memory） 28
fMRI（functional Magnetic Resonance Imaging） 40, 44, 72, 80, 101, 134, 155
MRI（magnetic resonance imaging） 80, 179
MEG（magnetoencephalography） 82, 101
MPTP（1-methyl-4-phenyl-1,2,3,6-tetrahydropyridine） 171
縁上回（supramarginal gyrus） 156
延髄（medulla oblongata） 18
オープンフィールド（open field） 138
オールズ（Old, J.） 19
オキシトシン（oxytocin） 78
オピオイド系（opioid system） 69
オペラント箱（operant box） 109
オペラント条件づけ（operant conditioning） 18
オレキシン（orexin） 117

か行

介在ニューロン（interneuron） 162
外傷後ストレス障害（posttraumatic stress

disorder: PTSD) 50, 176
下位ストレスモデル (subordination stress model) 125
外側溝 (lateral cerebral fissure) 9
外側膝状体 (lateral geniculate body) 54
海馬 (hippocampus) 17, 29, 33, 64, 66, 132, 181
外胚葉 (ectoderm) 26
海馬の萎縮 (hippocampal atrophy) 179
下丘 (inferior colliculus) 46
蝸牛 (cochlea) 154
角回 (angurate gyrus) 94
覚醒 (arousal) 37
覚醒亢進 (hypervigilance) 178
覚醒剤 (psychostimulant) 156
過食 (disorexia) 114
下前頭回 (inferior frontal gyrus) 156
下側頭皮質 (infero-temporal cortex) 55
葛藤 (conflict) 138
活動電位 (action potential) 25
下頭頂小葉 (inferior parietal lobule) 156
眼球運動による脱感作および再処理法 (eye movement desensitization reprocessing : EMDR) 182
感情障害 (mood disorder) 32
感情鈍麻 (apathy, blunted affect) 158
桿体 (rod) 52, 154
間脳 (diencephalon) 29
緘黙 (mutism) 87
記憶障害 (memory disorder) 29
記憶の再固定化 (reconsolidation of memory) 184
季節性感情障害 (seasonal mood disorder) 175
拮抗薬 (antagonist) 113
機能的磁気共鳴断層撮影法 (functional magnetic resonance imaging: fMRI) 18
気晴らし食い—下剤症候群 (binge-purge syndrome) 114
気分安定薬 (mood stabilizer) 137
気分障害 (mood disorder) 124, 134

キャノン・バード説 (Canon-Bard theory) 22
GABA作動性神経 (GABAergic neuron) 163
嗅球 (olfactory bulb) 12
嗅溝 (rhinal sulcus) 128
弓状束 (arculate fasciculus) 94
急性ストレス障害 (acute stress disorder) 178
橋 (pons) 18, 46, 67
境界性人格障害 (borderline personality disorder) 79, 181
強制水泳課題 (forced swim test) 139
強迫性障害 (obsessive-compulsive disorder) 79, 122
恐怖 (fear) 61, 122, 134, 154, 166
恐怖条件づけ (fear conditioning) 66
虚偽記憶 (false memory) 28
拒食症 (apastia, food refusal) 114
筋固縮 (muscular rigidity) 168
近赤外線分光法 (near infrared spectroscopy) 82
空間学習 (spatial learning) 33
空腹中枢 (hunger center) 111
グリア細胞 (glia cell) 25
クリューバー・ビューシー症候群 (Klüver-Bucy syndrome) 63
グルーミング (glooming) 139
グルコース (glucose) 165
グルタミン酸作動性神経 (glutamatergic neuron) 162
グレリン (ghrelin) 117
クロマトグラフィー (chromatography) 60
クロルプロマジン (chlorpromazine) 159
ケタミン (ketamine) 156, 163
血液脳関門 (blood-brain barrier) 172
結合親和性 (binding affinity) 160
楔前部 (precuneus) 39
ゲラー・ザイフター型コンフリクト課題 (Geller-Seifter conflict paradigm) 110
幻覚 (hallucination) 154

幻視（visual hallucination）154
幻肢（phantom limb）155
幻臭（olfactory hallucination）155
幻聴（auditory hallucination）155
健忘失語（amnesic aphasia）91
抗うつ薬（antidepressant）137
構音障害（phonological disorder, articulatory disorder）87
高架式十字迷路（elevated plus maze）139
口渇（thirst）105
交感神経（sympathetic nerve）68
交感神経系（sympathetic nervous system）21, 120, 178
高次運動野（high level motor area）42
後シナプス（postsynapse）127
抗精神病薬（メジャー・トランキライザー）（antipsychotic drug, major tranquilizer）104, 137, 159
拘束ストレス（restraint stress）33
後頭葉（occipital lobe）9, 58
広汎性発達障害（pervasive developmental disorder: PDD）75
抗不安薬（anxiolytic agent, antianxiety agent, minor tranquilizer）139
後部海馬傍回（parahippocampal gyrus）40
コカイン（cocaine）160
黒質（substantia nigra）19, 169
黒質―線条体系ドーパミン作動性神経（nigro-striatum dopaminergic neuron）113
黒質―線条体経路（nigro-striatal pathway）29
黒質網様部（reticular part of substantia nigra）173
心の理論（theory of mind）72
古典的条件づけ（classical conditioning）30, 66, 183
5-ハイドロキシインドール酢酸（5-hydroxyindole acetic acid: 5-HIAA）126
弧発型パーキンソン病（sporadic Parkinson's disease）170
コルチコトロピン放出ホルモン（corticotropin releasing hormone: CRH）63, 126, 178
昏睡（coma）38, 105
コンフリクト（conflict）110

さ行

サーカディアンリズム（circadian rhythm）147
最小意識状態（minimal conscious state）38
再取り込み（reuptake）127
再認記憶（recognition memory）185
細胞死（apoptosis）170
細胞新生（neurogenesis）33
作動薬（agonist）114
サリーとアンの課題（Sally-Anne task）73
ジェームズ・ランゲ説（James-Lange theory）22
視覚失認（visual agnosia, optical agnosia）56
視覚皮質（visual cortex）37
時間生物学（chronobiology）148
視交叉（optic chiasma）54, 149
視交叉上核（suprachiasmatic nucleus: SCN）56, 149, 175
思考障害（thought disorder）158
自己刺激（self-stimulation）19
自殺（suicide）124, 129
視床（thalamus）18, 46
歯状回（dentate gyrus）17
視床下核（subthalamic nucleus）173
視床下部（hypothalamus）18, 24, 45, 63, 105, 111
視床下部外側部（lateral area of hypothalamus: LH）111
視床下部―脳下垂体―副腎皮質系（hypothalamic-pituitary-adrenal system）63, 178
視床下部腹内側部（ventomedial area of hypothalamus: VMH）111

矢状面（sagittal plane） 8
視神経（optic nerve） 154
実行機能（executive function） 155
失語症（aphasia） 87, 88
児童虐待（child abuse） 180
シナプス間隙（synaptic gap） 127
自閉症（autism） 72
自閉症スペクトラム障害（autistic spectrum disorder） 76
視野（visual field） 36
社会恐怖（social phobia） 122
社会的知覚（social cognition） 71
シャクター（Schachter, S.） 22, 110
社交不安障害（social anxiety disorder） 79, 122
シャピロ（Shapiro, F.） 182
自由継続リズム（free running rhythm） 147
終脳（telencephalon） 17
修復（restoration） 100
受精（fertilization） 26
主要組織適合複合体（major histocompatibility complex: MHC） 14
受容体拮抗薬（receptor antagonist） 163
馴化（habituation） 31, 100
純粋語啞（pure word dumbness） 92
純粋語聾（pure word deafness） 92
松果体（pineal body） 46, 151
上丘（superior colliculus） 46, 54
上側頭回（superior temporal gyrus） 156
上側頭溝領域（superior temporal sulcus） 72
情動（emotion） 62, 130, 166
情動二要因論（two factor theory of emotion） 22
小脳（cerebellum） 10, 17, 29, 156
植物状態（vegetative state） 38
自律神経系（autonomic nervous system） 21, 62, 120, 175, 178
自律的な反射（autonomic reflex） 38
シルヴィウス溝（fissure of Sylvius） 9
侵害刺激（noxious stimulus） 39

神経核（nucleus） 45
神経症（neurosis） 25, 129, 132
神経新生（neurogenesis） 17, 179
神経-精神分析学（neuro-psychoanalysis） 25
神経性食欲不振症（anorexia nervosa） 114
神経性大食症（bulimia nervosa） 114
神経伝達物質（neurotransmitter） 61
神経変性疾患（neurodegenerative disease） 166
心身症（psychosomatic disease） 132
振戦（tremor） 166
随意運動（voluntary movement） 38
随意的な運動（voluntary movement） 38
錐体（cone） 52
錐体外路症状（extrapyramidal symptom） 163
錐体細胞（海馬の）（pyramidal cell） 132, 179
水平面（horizontal plane） 8
睡眠（sleep） 38
睡眠位相後退症候群（delayed sleep phase syndrome） 142, 151
睡眠—覚醒周期（sleep-awake cycle） 142
睡眠—覚醒リズム（sleep-awake rhythm） 144
頭蓋骨（skull） 128
ストレス（stress） 25, 64, 69, 129, 132, 134, 177
ストレス応答系（stress response system） 181
ストレス耐性（stress tolerance） 25
ストレス反応（stress response） 61
ストレス誘発性鎮痛（stress induced analgesia） 68
ストレッサー（stressor） 64
SPECT（single photon emission computed tomography） 125
制御可能性（controllability） 130
精神疾患（psychiatric disorder, mental disease） 134

精神分裂病（schizophrenia）　159
成長ホルモン（growth hormone）　144
性的快感（sexual pleasure）　20
青斑核（locus ceruleus, locus coeruleus）
　46, 67, 120
生物時計（biological clock）　149
生物リズム（biological rhythm）　146, 147
生理食塩水（physiological saline）　70
脊髄（spinal cord）　10, 17, 42, 120
摂食障害（eating disorder）　114
摂食調節因子（eating regulation factor）
　116, 118
セロトニン（serotonin）　127
セロトニン作動性神経系（serotonergic
　nervous system）　127
セロトニン受容体（serotonin receptor）　127
セロトニン・ノルアドレナリン再取り込み阻
　害薬（serotonin noradrenaline reuptake
　inhibitor: SNRI）　137
前額面（coronal plane）　8
前駆物質（precursor）　172
宣言記憶（declarative memory）　29
全失語（total aphasia）　91
前シナプス（presynapse）　127
線条体（striatum）　19, 125, 169
前帯状皮質の最前部領域（perigenual anterior
　cingulate cortex: pACC）　136
選択性緘黙（selective mutism）　89
選択的セロトニン再取り込み阻害剤
　（selective serotonin reuptake inhibitor:
　SSRI）　115, 127, 137
前島（anterior insula）　39
前頭前野（prefrontal lobe）　8, 118
前頭皮質（frontal cortex）　162
前頭葉（frontal lobe）　8, 44
前頭領域（frontal area）　156
前脳基底部（basal forebrain）　79
全脳死（total brain death）　45
全般性不安障害（generalized anxiety disorder）
　122
臓器移植（organ transplantation）　35, 45

双極性障害（bipolar disorder）　134, 137
躁状態（manic state）　134
躁病エピソード（manic episode）　137
相貌失認（prosopagnosia）　58
側坐核（accumbens）　19, 69, 162
側頭頭頂領域（temporoparietal region）　156
側頭葉（temporal lobe）　9, 62
側頭葉内側部（medial temporal lobe）　29

た行

第一次視覚野（primary visual area）　54
大うつ病（major depression）　134, 137
胎教（prenatal training）　33
胎児性アルコール症候群（fetal alcohol
　syndrome）　32
大脳基底核（basal nucleus, basal ganglia）
　29, 173
大脳半球（cerebral hemisphere）　8, 37, 181
大脳皮質（cerebral cortex）　37, 42, 88, 120,
　128
大脳辺縁系（limbic system）　24, 120
体部位局在性（body part localization）　42
脱馴化（dishabituation）　31, 99
短期記憶（short-term memory）　28
淡蒼球内節（globus pallidus internal segment）
　173
中心窩（fovea centralis）　53
中心溝（central fissure）　8, 42
中心後回（postcentral gyrus）　156
中心前回（precentral gyrus）　156
中性刺激（neutral stimulus）　30
中脳（midbrain）　45
中脳蓋（tectum mesencephali）　18
中胚葉（mesoderm）　26
聴覚器官（auditory organ）　28
聴覚誘発電位（auditory evoked potential）
　181
長期記憶（long-term memory）　29
鎮静剤（tranquilizer）　41
DSM（diagnostic and statistical manual
　of mental disorders）　122, 157, 177

D_2受容体（D2-receptor） 113
定位反応（orienting response） 31
定型抗精神病薬（typical antipsychotic drug） 163
手がかり恐怖条件づけ（cued fear conditioning） 66, 185
手続き記憶（procedural memory） 29
てんかん（epilepsy） 37
伝導失語（conduction aphasia） 95
島（insula） 156
統合失調症（schizophrenia） 33, 79, 105, 124, 134, 154
統合失調症のグルタミン酸仮説（glutamate hypothesis of schizophrenia） 162
統合失調症のドーパミン仮説（dopamine hypothesis of schizophrenia） 160
糖質コルチコイド（glucocorticoid） 33, 64, 132, 179
闘争―逃走反応（fight or flight response） 64, 121
同調因子（Zeitgeber） 147
頭頂葉（parietal lobe） 9
頭頂連合野（parietal association area） 55
島皮質（insula cortex） 75
DOPA脱炭酸酵素（dopa decarboxylase） 172
ドーパミン（dopamine） 60, 159
ドーパミンアゴニスト（dopamine agonist） 172
ドーパミン作動性神経（dopaminergic neuron） 19, 160, 169, 171
ドーパミン作動性神経系（dopaminergic nervous system） 125
ドーパミンD_2受容体（dopamine D2 receptor） 161
時計遺伝子（clock gene） 149
閉じ込め症候群（locked-in syndrome） 38

な行
内側前頭前野（medial prefrontal area） 39
内側前脳束（medial forebrain bundle） 19
内的覚醒水準（internal arousal level） 22
内胚葉（entoderm） 26
内部細胞塊（inner cell mass） 26
内分泌系（neuroendocrine system） 62
ナロキソン（naloxone） 69
ニューロフィラメント（neurofilament） 170
ニューロン（neuron） 25
NIRS（near infrared spectroscopy） 82
認知行動療法（cognitive behavior therapy） 182
認知障害（cognitive disorder） 158
脳イメージング（brain imaging） 187
脳イメージング法（brain imaging technique） 11
脳下垂体（pituitary gland） 64
脳幹（brain stem） 18, 37, 45, 121
脳幹死（brainstem death） 45
脳血流（cerebral blood flow） 81
脳死（brain death） 45
脳磁図（magnetoencephalography） 82
脳室下領域（subventricular zone: SVZ） 17
脳深部刺激療法（deep brain stimulation） 174
脳損傷（brain damage） 35
脳内報酬系（brain rewarding system） 18, 69
脳波（Electroencephalogram: EEG） 37, 75, 82, 104, 181
脳梁（corpus callosum） 8, 181
ノルアドレナリン（noradrenaline） 67, 178
ノルアドレナリン作動性神経（noradrenergic neuron） 67, 117

は行
パーキンソン病（Parkinson's disease） 29, 166, 167, 169
白質（white matter） 39
歯車様固縮（cogwheel rigidity） 168
バソプレッシン（vasopressin） 78
パニック障害（panic disorder） 122
場面緘黙（selective mutism） 87

ハロペリドール（haloperidol） 160
PTSD（posttraumatic stress disorder） 50, 64, 70, 122, 176, 180
被蓋（tegmentum） 18
引きこもり（withdrawal） 124
尾状核（caudate nucleus） 18
非宣言記憶（non-declarative memory） 29
非定型抗精神病薬（atypical antipsychotic drug） 163
皮膚電気抵抗（skin conductance） 130
非流暢性失語（non-fluent aphasia） 91
広場恐怖（agoraphobia） 122
不安（anxiety） 70, 122, 134
不安障害（anxiety disorder） 64, 122, 134
フェノチアジン系抗精神病薬（phenothiazine antipsychotics） 159
フェロモン（pheromone） 16
フェンサイクリジン（phencyclidine） 163
副交感神経系（parasympathetic nervous system） 20, 120
副腎（adrenal gland） 63
副腎髄質（adrenal medulla） 178
副腎皮質（adrenal cortex） 63, 132, 178
副腎皮質刺激ホルモン（adrenocortic tropic hormone: ACTH） 63
副腎皮質刺激ホルモン放出ホルモン（corticotropin releasing hormone: CRH） 63
腹側被蓋野（ventral tegmental area: VTA） 18, 69, 160
ブチロフェノン系抗精神病薬（butyrophenone antipsychotics） 160
不登校（non school attendance） 142
負のフィードバック（negative feedback） 63, 181
ブラジキネジア（bradykinesia） 168
フラッシュバック（flashback） 178
フリージング（freezing） 65, 139, 183
ブルース効果（Bruce effect） 16
プレマック（Premack, D.） 71
ブローカ（Broca, P.） 88

ブローカ失語（Broca's aphasia） 91
ブローカ野（Broca's area） 94
ブロードマン（Brodmann, K.） 88
プロプラノロール（propranolol） 185
プロポフォール（propofol） 41
文脈恐怖条件づけ（contextual fear conditioning） 66
文脈条件づけ（contextual conditioning） 185
分裂感情障害（schizoaffective disorder） 155
β アドレナリン受容体（β-adrenergic receptor） 185
β エンドルフィン（β-endorphin） 69
PET（positron emission tomography） 81, 125
ベンゾジアゼピン（benzodiazepine） 185
変動採餌要求モデル（variable foraging demand model） 126
扁桃体（amygdala） 62, 66, 118, 127, 134, 183, 184
扁桃体外側核（lateral nucleus of amygdala） 66
扁桃体基底核（basal nucleus of amygdala） 66
扁桃体中心核（central nucleus of amygdala） 66
扁桃体副基底核（accessory basal nucleus of amygdala） 66
報酬欠乏症候群（reward-deficiency syndrome） 115
紡錘状回（fusiformic gyrus） 60
縫線核（raphe nucleus） 46
ホール（Hall, C.S.） 138
ポジトロン断層法（positron emission tomography） 81
補足運動野（supplementary motor area） 40, 42
ホットプレートテスト（hotplate test） 69
ホメオスタシス（homeostasis） 121
ホモバニリン酸（homovanillic acid: HVA） 126

ま行

マイクロダイアリシス（microdialysis） 60
マグーン（Magoun, H.W.） 37
満腹中枢（satiety center） 111
水中毒（water intoxication） 105
ミラーニューロン（mirror neuron） 74
ミルナー（Milner, P.） 19
無快感症（anhedonia） 158
メジャー・トランキライザー（major tranquilizer） 159
メタンフェタミン（methamphetamine） 160
メチルフェニデート（methylphenidate） 160
メラトニン（melatonin） 151
免疫系（immune system） 64, 132
盲視（blindsight） 37, 41, 55
妄想（delusion） 158
盲点（blind spot） 53
網膜（retina） 154, 175
網様体（reticular formation） 36
網様体賦活系（reticular activating system） 37
モーツァルト効果（Mozart effect） 140
モリス型水迷路（Morris water maze） 33
モルッチ（Moruzzi, G.） 37
モルヒネ（morphine） 69, 159

や行

薬剤性パーキンソニズム（drug-induced parkinsonism） 163
薬物依存（drug dependence） 20
薬物乱用（drug abuse） 124
有毛細胞（hair cell） 154
指鼻試験（finger to nose test） 167
幼児期健忘（childhood amnesia） 36
陽性症状（positive symptom） 158
抑うつ（depression） 79
予測可能性（predictability） 130
欲求（need, desire） 24, 139

ら行

リー・ブート効果（Lee-Boot effect） 16
リーボヴィッツ社交不安尺度（Liebowitz social anxiety scale: LSAS-J） 122
リゾラッティ（Rizzolatti, G.） 74
リチウム（lithium） 137
リベット（Libet, B.） 42
流暢性失語（fluent aphasia） 90
ルドゥー（LeDoux, J.） 182
レヴィー小体（Lewy body） 170
レセルピン（reserpine） 159
レプチン（leptin） 117
L–DOPA（L-dioxyphenylalanine） 160, 172

著 者

安部博史(ABE Hiroshi)

筑波大学大学院心理学研究科博士課程修了．博士(心理学)(筑波大学)．筑波大学助手，宮崎医科大学助手，九州ルーテル学院大学准教授，宮崎大学講師を経て，現在，北海道医療大学心理科学部・全学教育推進センター教授．
HP：http://www.hoku-iryo-u.ac.jp/~abehiro/index.html

野中博意(NONAKA Hiroi)

筑波大学大学院心理学研究科博士課程単位取得満期退学．修士(心理学)(筑波大学)．筑波大学助手，放射線医学総合研究所客員協力研究員，宮崎大学医学部助教を経て，現在，東北大学加齢医学研究所技術員．加齢医学研究所応用脳科学研究分野
HP：http://www.idac.tohoku.ac.jp/kawashima_site_ja/about-us/members/

古川　聡(FURUKAWA Satoshi)

筑波大学大学院心理学研究科博士課程単位取得満期退学．学術博士(筑波大学)．筑波大学助手，星薬科大学専任講師，国立音楽大学助教授を経て，現在，国立音楽大学音楽学部教授．『こころの探検』(単著，丸善)，『教育心理学をきわめる10のチカラ〔改訂版〕』(編著，福村出版)，『脳とこころの不思議な関係』(共著，川島書店)，『ほんとうのウソの本』(監訳，丸善)など

脳から始めるこころの理解──その時、脳では何が起きているのか

2012年 4月10日　初版第1刷発行
2020年 3月30日　　　第3刷発行

著　者　　安部博史・野中博意・古川　聡
発行者　　宮下基幸
発行所　　福村出版株式会社

〒113-0034　東京都文京区湯島 2-14-11
電話　03-5812-9702　FAX　03-5812-9705
https://www.fukumura.co.jp

印刷　　株式会社文化カラー印刷
製本　　協栄製本株式会社

© Hiroshi Abe, Hiroi Nonaka, Satoshi Furukawa　2012
Printed in Japan
ISBN978-4-571-21039-6 C3011
乱丁本・落丁本はお取替え致します。
◎定価はカバーに表示してあります。

福村出版◆好評図書

行場次朗・箱田裕司 編著
新・知性と感性の心理
●認知心理学最前線
◎2,800円　ISBN978-4-571-21041-9　C3011

知覚・記憶・思考などの人間の認知活動を究明する新しい心理学の最新の知見を紹介。入門書としても最適。

藤田主一 編著
新 こころへの挑戦
●心理学ゼミナール
◎2,200円　ISBN978-4-571-20081-6　C3011

脳の心理学から基礎心理学,応用心理学まで幅広い分野からこころの仕組みに迫る心理学の最新入門テキスト。

E. W. マコーミック 著／古川 聡 訳
認知分析療法（CAT）による自己変革のためのマインドフルネス
●あなたはなぜ「わな」や「ジレンマ」にはまってしまうのか？
◎4,500円　ISBN978-4-571-24058-4　C3011

後ろ向き志向の人生に苛まれる人が「自分を変える」ための「気づき」を視覚的に理解する認知分析療法の実践。

桑山紀彦 著
心理社会的ケアマニュアル
●傷ついた心に寄り添うために
◎1,700円　ISBN978-4-571-24062-1　C3011

精神科医の著者が紛争や災害で心に傷を負った人々のために取り組んできた心理社会的ケアをわかりやすく解説。

原田輝一・真覚 健 編
アピアランス〈外見〉問題と包括的ケア構築の試み
●医療福祉連携と心理学領域とのコラボレーション
◎3,000円　ISBN978-4-571-24068-3　C3011

複雑かつ多岐にわたる〈外見〉問題の包括的ケア実現に向け,医学・心理学の両面から基礎と実践について解説。

木部則雄 編著
精神分析／精神科・小児科臨床セミナー 総論：精神分析的アセスメントとプロセス
◎2,800円　ISBN978-4-571-24073-7　C3011

医療現場で公認心理師が働く際に,精神分析のアイデアによって貢献するプロセスを,各執筆者が提言する書。

川嵜克哲 著
風景構成法の文法と解釈
●描画の読み方を学ぶ
◎3,400円　ISBN978-4-571-24071-3　C3011

実施手順から箱庭療法との違い,基本型となる描画の解釈,各項目の意味と配置などを長年に亘る経験から詳説。

◎価格は本体価格です。